# La Dieta para la Limpieza del Hígado

Edición Estados Unidos de América

## Dra. Sandra Cabot

Este libro será una revelación para aquellos que padecen

de mala salud, enfermedad del hígado y/o sobrepeso.

He dedicado este trabajo a todas esas personas.

SCB International Inc.
www.liverdoctor.com
www.weightcontroldoctor.com

I10668993

La información y procedimientos contenidos en este libro están basados en la investigación y experiencia profesional de la autora. Esta dieta y las sugerencias que aquí figuran han ayudado a miles de personas.

Las recomendaciones en este libro no intentan sustituir consultas con su médico clínico u otro profesional de la salud. Todos los temas referidos a su salud física tendrían que ser supervisados por un médico.

Primera publicación en Australia en 1996.
Primera publicación en Estados Unidos de América en 1997.

SCB International Inc.
PO Box 5070
Glendale, AZ 85312  USA
623-334-3232     888-755-4837


WHAS
PO Box 689, Camden 2570.
Teléfono: 0246 558855


Dirección de Internet:

 http://www.liverdoctor.com
 http://www.weightcontroldoctor.com


Nuestros encantadores dibujos fueron hechos por la talentosa artista Karen Barbouttis. Tipografía a cargo de Hero Productions: hero@ans.com.au


ISBN 0 646 27789 8


Copyright Dr. Sandra Cabot, 1996

# Contenidos

# Acerca de la autora

La Dra. Sandra Cabot es conocida en los medios de comunicación y como autora de los siguientes libros (best sellers):

"Hormonas – no deje que éstas arruinen su vida"
(Hormones – Don't let them ruin your life)
"La Dieta Según su Tipo de Cuerpo"
(The Body Shaping diet)
"Tratamiento del Reemplazo de Hormonas: la verdad real".
(Hormone Replacement – The Real Truth)
"Aumente su Energía"
(Boost your Energy)
"Los Jugos Naturales Pueden Salvar su Vida"
(Raw Juices Can Save your Life)
"¿No Puede Bajar de Peso? Usted Podría Tener el Síndrome X"
(Can't Lose Weight? You could have Syndrome X)
"El libro para el Hígado e Intestinos Sanos"
(The Healthy Liver and Bowel Book)
"Alzheimer's - Como Proteger su Cerebro"
(Alzheimer's - How to Protect your Brain)
"Colesterol - La verdad"
(Cholesterol - The Real Truth)
"¿Cansado por No Poder Dormir?"
(Tired of Not Sleeping)
" Virus de la Gripe del Pájaro. Su guía de sobrevivencia"
(Bird Flu Virus - Your Personal Survival Guide)

Sandra es consejera en el Servicio de Asesoramiento Australiano de la Salud. Se ha presentado con regularidad en muchos programas nacionales de televisión y está desarrollando su propio show de radio a través de la Internet en base a las consultas del auditorio. Escribe para la revista de salud a nivel nacional. Frecuentemente es solicitada para dar charlas públicas sobre medicina nutritiva y desórdenes hormonales.

Sandra también es conocida como la "doctora viajera", por que viaja en avión a pueblos del campo en Australia y Nueva Zelandia dando conferencias sobre salud para las mujeres de zonas rurales. Esto ayuda a juntar fondos para el servicio de la salud de mujeres de diferentes regiones y mujeres refugiadas. Durante los años 80, Sandra pasó un tiempo considerable trabajando en el departamento de Obstetricia y Ginecología de un gran hospital misionero al pie de los Himalayas en la India.

Con la publicación de La Dieta para la Limpieza del Hígado en los Estados Unidos de América, por fin Sandra tiene la oportunidad de compartir su conocimiento y experiencia con hombres y mujeres en toda América.

Los libros de la Dra. Cabot están disponibles en las librerías de América y atraves de SCB International Inc. llamando al 623-334-3232. Sandra tiene una oficina en Phoenix Arizona y puede hablarle a alguno de sus nutriólogos o visite la pagina de internet www. liverdoctor.com.

# Capítulo 1

## Introducción a la Dieta para la Limpieza del Hígado.

El exceso de peso y el metabolismo lento son problemas que tienen muchas personas a lo largo de sus vidas. Estas personas descubren que, a medida que van avanzando en edad, gradualmente aumentan de peso resignándose a los abdómenes abultados y a la acumulación de depósitos de grasas difíciles de combatir.

Después de muchos años de estar probando una y otra dieta contra la obesidad, lo que ocasiona el fenómeno yo-yo los lleva a un creciente aumento de peso y a la frustración, estas personas renuncian a la idea de que algo les pueda resultar efectivo, constante y duradero. Obviamente hay algo que no funciona bien, un eslabón perdido, aun así tenemos computadoras, Internet, un sistemas de navegación satelital global sofisticado, mujeres postmenopáusicas que pueden concebir y otros logros sorprendentes, pero mas sorprendente aun es que no exista alguien que diga:"¿por qué tenemos a toda esta gente con sobrepeso, infeliz y enferma, sin poder encontrar la solución?"

Las soluciones reales en la vida, generalmente s on simples (no simplistas), lógicas y prácticas.

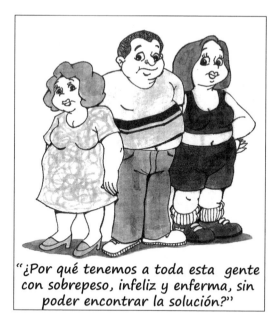

"¿Por qué tenemos a toda esta gente con sobrepeso, infeliz y enferma, sin poder encontrar la solución?"

**"Debo admitir que me llevó más de veinte años de experiencia médica para encontrar la solución! El hígado, el órgano supremo del metabolismo, tenía que ser la clave de este dilema. Algo que parecía tan simple pero a la vez increíble, ¿por qué no se le ocurrió a nadie antes?".**

Tal vez porque con la medicina moderna nos hemos volcado hacia el tratamiento de los síntomas de las enfermedades y no a las causas. El exceso de peso es frecuentemente un síntoma del mal funcionamiento del hígado y no está relacionado solamente al número de calorías que consumimos. Sin embargo, hemos estado atacando los síntomas del sobrepeso con dietas de moda, obsesivos ejercicios aeróbicos de alto impacto, procedimientos quirúrgicos como la banda gástrica o el bypass gástrico y medicamentos tóxicos tales como inhibidores del apetito, laxantes y diuréticos. Hemos fracasado al tratar la causa fundamental del mal funcionamiento del hígado y hemos prácticamente ignorado al órgano que más trabajo debe realizar en el cuerpo, y con resultados lamentables.

Como usted descubrirá en este libro, las consecuencias del maltrato del hígado no son solamente la obesidad, sino que repercute de manera importante en las enfermedades cardiovasculares y degenerativas que azotan a la sociedad moderna.

He visto más de treinta mil pacientes, muchos de ellos con problemas de sobrepeso y problemas de metabolismo lento; pero no fue hasta 1994 que decidí tratar todos estos casos con un programa para mejorar el funcionamiento del hígado. Esta estrategia parecía muy obvia, pero aún así, tardé mucho tiempo en llegar a esta conclusión. Desde entonces, sentí un gran alivio saber que desde ahora en adelante mi trabajo sería mucho más fácil y más productivo. Sentí la necesidad urgente de brindar alivio a todos mis pacientes y de documentar mi nuevo descubrimiento.

Así es como me dediqué a este trabajo durante una década y mi teoría de que el hígado tiene la clave del control de peso ha sido reivindicada en miles de pacientes que he tratado con mi programa para mejorar las funciones del hígado. El éxito de la terapia, medido en parámetros de, pérdida de peso, bienestar general, y resultados obtenidos de varios tipos de análisis de función del hígado, han sido por arriba del 90% en pacientes a los cuales me ha sido posible monitorearlos regularmente. Los demás que viven demasiado lejos para supervisarlos yo misma, son monitoreados por correspondencia y siempre y cuando continúen aplicando los principios de la Dieta Para La Limpieza Del Hígado, deberían obtener resultados similares a los que obtengo con mis pacientes regulares.
He incluido en este libro algunos de los casos de éxito más interesantes para que le sirvan de motivación y de inspiración. En Sydney, Australia, estamos haciendo un ensayo clínico con los principios de la Limpieza del Hígado y los tónicos hepáticos en pacientes que tienen el hígado graso (esteatósis hepática) y en los que padecen de hepatitis C.

Aún si usted se siente mal y ha intentado varios métodos sin resultados positivos, esta Dieta especial para la Limpieza del Hígado puede resultarle efectiva. Sé que esto es verdad, he visto que ha resultado en pacientes extremadamente difíciles, algunos de los cuales, habían perdido toda esperanza.

He estudiado el hígado desde que era estudiante de medicina y residente médica, donde la mayoría de los pacientes a mi cargo tenían serias enfermedades en este órgano, tales como cirrosis, hepatitis crónica, cáncer de hígado o tumores, no era un cuadro alentador. Sentí mucha compasión por esos pacientes que estaban muy enfermos y con un futuro incierto, a menos que tuvieran la suficiente suerte de ser receptores de un transplante de hígado u otra operación que les salvara la vida.

Como estudiante de medicina, compartí muchas horas con médicos naturistas sobresalientes, pero me intrigaban sus técnicas naturales de curación. Pensaba que tenia mucho que aprender de ellos. Su lista de pacientes en espera de una cita era muy larga e incluía casos que doctores convencionales no habían sido capaces de tratar. Fue con estos médicos naturistas que comencé a entender la enorme importancia que tiene el órgano más grande de nuestro cuerpo: el HIGADO.

El hígado adulto pesa aproximadamente entre 1200 gr. y 1500 gr. y comprende un cincuentavo del total del peso de un cuerpo adulto. Éste ocupa mucho espacio y está allí para cumplir múltiples funciones. Los médicos naturistas examinan el estado del hígado en sus pacientes por medio de varias técnicas como iridiología, acupuntura, técnicas del pulso y la historia clínica de cada persona.

En la mayoría de los casos se encontraba que había un problema con el hígado, en algunas ocasiones era algo leve pero en otros era algo grave por lo que corregir el pobre estado en que se encontraba el hígado era, siempre, un paso vital en sus programas de curación. El tratamiento consistía en cambios en la dieta y el consumo de hierbas especiales para este órgano. En los casos de mayor toxicidad se aplicaban programas de ayuno.

Vi muchos resultados terapéuticos positivos (algunos realmente eran resultados milagrosos) en pacientes muy enfermos, producto de tales tratamientos y entendí que para restaurar la salud siempre se debe considerar el estado del hígado. Sin embargo, subsecuentemente, mi carrera me llevó hacia la obstetricia, la ginecología y la endocrinología ginecológica y la importancia de considerar al hígado en cada paciente gradualmente quedo en mi subconsciente.

Agraciadamente algún día retomaría las enseñanzas de la medicina naturista.

Cuando recordé la necesidad de tratar al hígado con la máxima importancia que merece, di un gran suspiro de alivio, y también mis pacientes. Siempre trato muchos casos difíciles y, la gente que ha estado crónicamente enferma y obesa por años, vienen a verme con frecuencia diciendo, "usted es mi última esperanza" o "usted es mi último recurso". Esto es una gran responsabilidad; ¡a veces pienso que la vida podría ser mucho más fácil si ellos vinieran a verme simplemente por un dolor de garganta, pero si esto fuera así, la medicina no sería tan interesante!

Me siento muy segura que ahora puedo ayudar a todas estas personas con el programa de la limpieza del hígado. Es asombroso cómo estos pacientes pueden sentir mi confianza y entusiasmo por este tipo de tratamiento y a su vez ellos están fascinados por aprender cómo el hígado es la clave para adelgazar y mantener una buena salud. Ellos realmente aprecian este concepto ya que les da una explicación del fracaso de dietas "yoyo" y el por qué los remedios que toman para controlar problemas como la presión alta, colesterol alto, alergias, etc. no son tan efectivos como ellos esperaban.

Millones de mujeres y hombres se esfuerzan con nuevas dietas milagrosas o restrictivas, gastando mucho dinero en clínicas para adelgazar, asistiendo frenéticamente a gimnasios y sintiéndose generalmente hambrientos y miserables. Obviamente, hacer ejercicios y tener alguna ayuda Psicológica es vital; creo que la ayuda de grupos como Obesos Anónimos o Weight Watchers le hace bien. Pero, probablemente, usted siente que debería obtener mejores resultados en función al enorme esfuerzo que hace y no sabe por cuanto tiempo mas podría continuar. ¡No le culpo, es muy difícil lograrlo si su hígado no esta funcionando adecuadamente!

Ahora usted sabe que el hígado es el órgano que sostiene la clave de un metabolismo eficiente, el control del peso y la salud.

Entre los órganos del cuerpo, el hígado es el mayor quemador de grasas. Si sigue la Dieta para la Limpieza del Hígado, su metabolismo mejorara rápidamente y usted comenzara a quemar grasas. De lo contrario, si consume la comida incorrecta, el hígado generará más grasas y consecuentemente su cuerpo las almacenara. Hasta cierto punto el problema no es que tanto come, si no que es lo que come, es mucho más importante. En la Dieta de Limpieza del Hígado usted come alimentos deliciosos que limpian y benefician al hígado de tal manera que este tendrá un respiro de alivio y entusiástamente hará mejor su trabajo que consiste en limpiar la sangre y eliminar la grasa. Es entonces cuando, naturalmente, empieza el proceso de pérdida de peso sin requerir de un gran esfuerzo de su parte.

¡En esta dieta no es necesario contar calorías ni pesar cada bocado de comida y, lo que es mejor, no tiene que pasar hambre! Simplemente, seleccione aquella comida permitida en esta dieta y si siente apetito coma más de este tipo de alimentos hasta que se sienta satisfecho.

**Existen doce principios VITALES que necesariamente debe seguir para mejorar el funcionamiento del hígado. Estos principios están explicados desde la página 37 hasta la página 53. Para obtener mejores resultados, debe seguir el plan de ocho semanas que corresponden a la Dieta para la Limpieza del Hígado y cuya información encontrará desde la página 67 hasta la 88. Para mejorar este programa he incluido terapias naturales para la limpieza y curación del hígado (páginas de la 54 a la 60).**

# Unas Palabras de la Dra. Cabot

Querido(a) Lector(a):

Como autora, es gratificante la retroalimentación positiva de los lectores acerca de mi trabajo. Desde que este libro fue publicado en Junio de 1996, he recibido miles de cartas testimoniales acerca de los efectos curativos de esta dieta en personas con diferentes problemas de salud y enfermedades diversas. Esto reivindico aún más mi descubrimiento de que podemos curar muchas enfermedades simplemente limpiando el hígado. Nadie puede estar saludable sin un hígado sano y a pesar de esto la mayoría de las personas no le dan su debida importancia.

Si usted está luchando con problemas de salud y no tiene ninguna solución, lo incito a pensar en su hígado. Es tan vital que en muchos casos no solamente cura y previene enfermedades crónicas comunes sino que podría, realmente, salvar su vida. No digo esto a la ligera, lo digo como médico y científica que ha practicado la medicina por 25 años y que frecuentemente he enfrentado retos difíciles. Tengo mucha fe en la Dieta para la Limpieza del Hígado ya que he visto resultados milagrosos cuando todo lo demás no había funcionado.

Si bien esta dieta es extremadamente efectiva para la obesidad, no es una dieta de moda para perder kilos. Sé que la seguirán miles y miles de personas y será elogiada ampliamente, lo cual la hará muy popular por mucho tiempo. Las dietas de moda van y vienen y éstas pueden ser realmente peligrosas para la salud y difíciles de seguirlas debido al restringido plan que presentan. En cambio, la Dieta para la Limpieza del Hígado es fácil de hacer, es segura y es una forma tomar conciencia, lo cual le dará la clave para tener un sistema inmunológico fuerte y vasos sanguíneos sanos.

Además, la Dieta para la Limpieza del Hígado no es una dieta "destructora del paladar" y que solamente algunos afortunados pueden seguir. Después de ocho semanas de limpieza, usted podrá saborear y disfrutar de buenos vinos y licores y si lo desea, puede agregar carnes roja magra, fresca en moderación. Ahora, si usted no quiere seguir el plan de ocho semanas, está bien; simplemente siga los doce principios vitales para un hígado sano (capítulo 5) y escoja recetas y alimentos que usted realmente quiera saborear.

Desde que este libro se convirtió un best seller he tenido un número reducido de críticas (hasta ahora solamente dos) y éstas provienen de la profesión médica. Esto me ha enseñado mucho. Una de esas críticas decía que mi dieta era "anticiencia" y esto motivaba a que la gente se alejara de sus doctores. Al comienzo de este libro enuncio categóricamente que los pacientes deben permanecer con sus médicos y que este libro no es un sustituto del cuidado médico. Por favor, visite y consulte con su doctor regularmente. Tuve una amiga muy cercana que murió de un avanzado cáncer, el cual no fue diagnosticado a tiempo, simplemente porque ella no fue al médico por veinte años. No soy "alternativa", éste es un término sin mucho sentido, pero si estoy orgullosa de decir que mi libro es ciencia práctica con sentido común.

## VÉALO POR SÍ MISMO

### ¡La prueba del budín está en comérselo! solo se puede saber si algo funciona, probándolo!

La otra crítica fue que mi libro es solamente un "libro de comidas de bajo contenido graso", lo cual realmente me asombra y me muestra lo poco que conocen de nutrición los llamados "expertos del hígado". La Dieta para la Limpieza del Hígado NO es una dieta de bajo contenido graso, pero en cambio, contiene abundantes tipos de grasas correctas para el sano funcionamiento del hígado (ácidos grasos naturales). Lo más asombroso de todo esto, es que estas dos críticas encasillaron a mi libro sin una previa consulta acerca de los resultados con mis pacientes; ni siquiera ellos mismos probaron con sus propios pacientes para ver si esta dieta es efectiva. ¿Cómo alguien puede, en particular, conocer los beneficios de una dieta o terapia sin primero evaluar los efectos en sus pacientes?

Afortunadamente tengo sentido del humor y creo en mis resultados y en el poder de la medicina nutritiva. Por suerte vivimos en democracia y tenemos libertad de pensar y hablar, aunque algunos desearían lo contrario. También me gustaría preguntar: ¿tienen estos críticos todas las respuestas para miles de pacientes que sufren de fatiga crónica, obesidad, hígados dañados, sistemas inmunológicos débiles y el recurrente bloqueo de arterias, aún después de una operación en la cual se realizó un bypass?. No suframos con lo que yo llamo "el síndrome del cerebro fosilizado" donde el pensamiento original se convierte en un crimen.

Recordemos, que un hígado sano reduce la depresión y cambios de humor, permitiéndole reír más, sin agitarse; los chinos dicen, 'gung ho" refiriéndose de las pequeñas tribulaciones de la vida.

Elegí una pequeña serie de testimonios genuinos (los nombres han sido cambiados) para darle inspiración y motivación para que usted "proteja su hígado y viva más". Dios bendiga a su hígado y le dé buena salud.

Sinceramente

*Sandra Cabot*

# Dra. Sandra Cabot

# Testimonios

## Querida Dra. Cabot:

Cuando la ví en el programa "Midday Show", pensé ¡ah! y mientras usted estaba hablando acerca de todos mis problemas y ofrecía una esperanza, mi pareja y yo corrimos a comprar su libro.

Apesar de que pensábamos que no nos ayudaría mucho debido a nuestra edad de casi 70 años, su dieta del hígado me ha ayudado a resolver problemas que tenía desde hace mucho tiempo y que realmente me tenían deprimido.

Ya no me despierto por la noche con bochornos.

La sensación de estomago inflamado que siempre tuve se ha ido.

Mi indigestión se ha ido y ya no necesito más antiácidos.

Los círculos negros debajo de mis ojos se han ido.

He perdido seis kilos en ocho semanas.

Lo más importante de todo es que mi presión arterial se ha normalizado.

Mi doctor dice que si ésta se mantiene normal ya no necesitaré ningún medicamento.

Esto está ocurriendo después de haber sufrido por muchos años de presión alta.

Por lo tanto, todo lo que puedo decir es MUCHISIMAS GRACIAS y gracias al equipo de su Servicio de Asesoramiento para la Salud por toda la ayuda brindada por teléfono.

Más liviana y saludable, la saluda.

Sra. K., NSW, Australia

## Querida Dra. Cabot:

Gracias por su maravilloso plan de comidas. Mi esposo, mi madre y yo seguimos la Dieta para la Limpieza del Hígado y cada uno de nosotros hemos perdido aproximadamente seis kilos. Cuando yo estaba en el plan, algo asombroso le pasó a mi bebé. Sé que esta dieta no estaba diseñada para mujeres durante la lactancia, pero, cuando yo leí su libro sentí que no significaría ningún cambio drástico, además dejaría de comer comida chatarra. Mi hijo (ahora catorce meses) tuvo eczema desde los cinco meses de edad. Lo llevé a un iridiólogo quien dijo que sus ojos estaban demasiado oscuros y que su hígado no estaba funcionando muy bien. Después de cuatro semanas en su programa, volví a consultar al iridiólogo y le pregunté por otro examen en los ojos de mi hijo. Después de mirarlo, él estaba muy sorprendido y dijo que sus ojos estaban de un color marrón claro y profundo con algunos pigmentos claramente visibles. Él estaba impresionado y dijo que había una mejoría muy significativa. Sabiendo que yo todavía estaba amamantando, me preguntó si estaba haciendo algo diferente. Le señalé su libro en el mostrador, él sonrió y dijo "no me sorprende, es una dieta maravillosa". Lo que encontré interesante son las posibilidades que esta dieta representa para las madres lactantes y los beneficios para sus bebés.

Había probado diferentes planes de comidas pero mi peso no cambiaba hasta que empecé con la Dieta para la Limpieza del Hígado. Me siento excelente, mi bebé está sano y feliz y mi marido recibe muchos elogios acerca de cómo luce y lo saludable que se ve. Mi madre ha probado todas las dietas que se le han presentado y nunca encontró una que le gustara hasta ahora. Ella se ve mejor que nunca.

Gracias Dra. Sandra

De la Sra. H., Victoria, Australia

# Aquí hay un caso interesante para quienes aman a los animales.

## Querida Dra. Cabot:

Kala Beat fue nombrado en 1995 "El Caballo del Año" en el Northern Rivers Racing Association (NSW). Las dos últimas veces que él corrió, el entrenador R.G. Gosling notó que el caballo no estaba terminando la carrera y ordenó un análisis de sangre para encontrar el problema. El veterinario descubrió que las enzimas del hígado estaban muy altas, con un valor de 90 (el valor normal para un caballo no debe rebasar los 30). El caballo siempre tuvo un valor más alto que el normal, pero jamás llegó a 90. Nosotros oímos acerca del tónico hepático en polvo llamado "Livatone" y sus excelentes resultados en humanos. Consecuentemente se decidió que le daríamos a Kala Beat un tratamiento usando el "Livatone". Después de investigar, se nos dijo que el caballo necesitaría una dosis cuatro veces mayor que la dosis para humanos. También aumentamos la cantidad de zanahorias y semillas de girasol en su dieta. Después de un mes de tratamiento, se realizó otro análisis de sangre dando como resultado un valor de enzimas que bajo de 90 a 37. Éste era el mejor resultado que nuestro caballo había tenido. Después de seis semanas se hizo otro análisis cuyo resultado bajo fue 33.

Saludos, Lyn Gosling.

¡Esperamos que Kala Beat empiece a ganar otra vez!

# ¡Buenos días Dra. Cabot! (enviado por fax)

Esto es para decirle el resultado maravilloso que he tenido desde que empecé la dieta para la limpieza del hígado. La vi a usted en abril y después de un análisis de sangre para ver el estado de mi hígado, el resultado fue realmente muy malo. No soy un bebedor, tal vez dos vasos de vino por semana. Tengo 54 años y nunca he tomado más de dos vasos de alcohol en las fiestas ya que mi sistema siente sus efectos inmediatamente. En septiembre tuve que hacerme toda clase de análisis, incluyendo uno de sangre, como requisito para comprar un seguro. ¿Adivine qué? ¡Los resultados no mostraron ningún problema con el hígado! ¡Completamente normal! Empecé a tomar el tónico hepático, Livatone, en polvo mezclado en los jugos naturales de zanahoria, remolacha, naranja, cebolla roja, repollo y manzana dos veces por día, aunque esto fue interrumpido durante mis viajes a Estados Unidos. También dejé de consumir productos lácteos y perdí fácilmente seis kilos. Su libro contiene más respuestas de las que yo podría haber tenido. Mi salud ha mejorado y es la primera vez que he perdido peso. Felicitaciones y un cordial agradecimiento.

Ms.F., Sydney, Australia

# Querida Dra. Cabot:

Tomo esta oportunidad para escribirle y decirle los efectos que su Dieta ha tenido en mí. Por muchos años había tenido un problema de salud que empeoraba de manera gradual, dicho problema me causaba muchos y variados síntomas que iban desde problemas alérgicos hasta un diagnóstico a finales de 1995 dado por un hepatólogo de colangitis esclorante primaria. Me dijeron que no había un tratamiento específico para esta condición, aparte de hacer más ejercicios y comer menos, etc. y que hasta ahora no había una cura conocida para esta enfermedad. Por los últimos doce meses me resigne a este diagnóstico incierto y puedo decir que, aparte de los síntomas que empeoraron, gran picazón, un color amarillo general junto a una sensación de malestar continuo, nada cambió. Fue al comienzo de agosto cuando vi su libro. Comencé su Dieta para la Limpieza del Hígado a principios de setiembre siguiéndola cuidadósamente durante ocho semanas. El día después de terminarla se me realizo un análisis de funcionamiento del hígado, hecho por mi doctor y revisado por el especialista, los resultados no eran menos que asombrosos.

•Enzima Gamma bajó de 256 a 52.

•Colesterol bajó de 220 a 120mg/dl

•Pérdida de peso: 13 kilos en ocho semanas.

Estos son solamente tres de los rubros analizados, no puedo citar los otros, pero todos han disminuido considerablemente y ambos doctores estaban asombrados de los resultados. Por supuesto, ellos comentaron poco de su libro, pero ambos me aconsejaron lo mismo: "lo que sea que usted esté haciendo, sígalo haciendo".

Doctora, mientras otros de sus colegas parecen estar poco dispuestos a comentar sobre el éxito de su libro, por favor acepte mi personal agradecimiento por su trabajo tan bien realizado. Le puedo asegurar que después de los resultados que yo tuve, muchos de mis amigos están siguiendo esta dieta, esperando resultados similares. Mientras yo estaba haciendo la dieta, mi esposa también la siguió y perdió más de seis kilos en dos meses y hemos decidido permanecer en parte con esta dieta en el futuro.

Saludos y mi sincero agradecimiento.

Sr. R.H., Newcastle, NSW, Australia

## Querida Dra. Cabot (de alguien que me envió un e-mail)

Estoy escribiendo de parte de un amigo en Estados Unidos. He seguido su dieta con gran éxito. Tenía el colesterol y niveles de triglicéridos altos, además de hepatitis "C" positivo. Seguí su dieta y me siento mucho mejor. El colesterol y triglicéridos han vuelto a su nivel normal, mi hígado está normal y puedo vestir nuevamente siete pares de Levi's que los había puesto fuera de uso. He sugerido su libro al grupo "Hepatitis New Group" como una fuente de esperanza para aquellos que sufren de hepatitis "C".

De Sr. M..., newsgroup internet.

## Querida Dra. Cabot:

Estoy escribiendo para hacerle saber que he probado su dieta durante las ocho semanas y hacía mucho tiempo que no me sentía tan bien. Hace cuatro años descubrí que tenía hepatitis C y mis análisis del hígado jamás estuvieron normales en todo ese tiempo. Solamente antes de empezar la Dieta para la Limpieza del Hígado, el nivel de mis enzimas ALT era de 158. Después de tres semanas, el resultado fue de 127 y al final del programa de las ocho semanas, el resultado fue de 57. Mi médico me dijo que los otros análisis estaban normales. También tomé Livatone y echinacea.

Ayer estaba esperando ver a un hepatólogo, pero sabiendo que mis resultados estaban normales, una hermana del Hospital San Vicente me aconsejó no ir. Ella también tiene hepatitis C y justamente estaba empezando su dieta; además me preguntó si podría escribirle al hospital y decirles de mis resultados ya que ellos no creían en dietas o hierbas medicinales. Ahora he cambiado mi forma de comer y espero seguir sintiéndome bien. Es maravilloso no sentirse cansado todo el tiempo.

Sinceramente,

Sr. B., Melbourne, Victoria.

## Un fax enviado a uno de los dos colegas que han criticado la dieta.
## Querida Doctora (nombre sin revelar)

Habiendo visto el programa "A Current Affair" en televisión, me gustaría contarle mi experiencia. Soy una enfermera y todavía sigo ejerciendo. Durante estos últimos años no he disfrutado de una buena salud, pero desde que comencé con la dieta de la Dra. Cabot, mi estilo de vida ha tenido un cambio enorme. No solamente he perdido catorce kilos, sino que ya no sufro de diabetes (previamente controlada con medicamentos).Ya no necesito terapia hormonal, la cual había usado por veinticinco años seguidos debido a una histerectomía que se me realizo a los veintiséis años.

Tengo energía inagotable y mi salud general es excelente. Es una pena que los médicos que viajan no tienen un acercamiento más holístico cuando asesoran a los pacientes. En mi campo de trabajo, la tendencia está cambiando hacia la medicina holística con gran éxito. Si los pacientes pudieran recibir el tratamiento holístico que merecen, podríamos ahorrar millones de dólares en el país.

Sra. W., enfermera registrada, Sydney, Australia.

## Querida Dra. Cabot:

Acabo de completar la DLH y he perdido diez kilos. La DLH ha cambiado mis hábitos alimenticios radicalmente. Entendiendo como trabaja el hígado y habiendo padecido los síntomas de un hígado graso (esteatosis hepática), he comprendido lo que le había estado haciendo a mi cuerpo durante muchos años. Tengo 47 años, mido 1,58m de altura y peso 91 kilos. Tenía problemas para adelgazar, si bien no comía excesivamente. En realidad, entre menos comía, más peso ganaba. Estaba decepcionada, era imposible perder peso y luego comía más de la comida inadecuada y rápidamente aumentaba de peso.

Su DLH es muy diferente a otras dietas que yo he probado y ésta es la primera que remueve la grasa de mi hígado, razón por la cual mi hígado puede empezar a quemarlas por primera vez en muchos años. Antes de leer su libro no tenía idea de que este órgano era el más importante para quemar grasas en el organismo. Gracias por su libro y por mi hígado sano.

Sra.K., South Australia.

## Querida Dra. Cabot:

He seguido su dieta durante cuatro semanas y me siento maravillosa. He perdido cuatro kilos y puedo vestir mi ropa preferida nuevamente. Tengo poco más de cuarenta años y había comenzado a notar inexplicables molestias y dolores que me deprimieron por "comenzar a ponerme vieja", pero en las cuatro últimas semanas, las molestias y dolores han desaparecido o son poco notables. Además de haber descubierto este estilo de vida, mi piel, que lucía siempre cansada, ha comenzado a rejuvenecer y mis amigos me lo han comentado. Gracias por dedicar su tiempo a investigar el efecto que hace el hígado en el cuerpo.

Con agradecimiento,

Sra. H., ACT, Australia

## *Declaración verbal de un caballero en mi seminario de Canberra, Australia, Septiembre de 1996.*

Dra. Cabot, estoy aquí esta noche para decirle a usted y a la audiencia que sus teorías sobre el hígado son correctas. Hace cuatro meses tuve una enfermedad severa del sistema inmunológico, vasculitis y excesivo peso. Dependía de los medicamentos inmunosupresores, sintiéndome seriamente enfermo. Los últimos cuatro meses he estado siguiendo su dieta y he logrado resultados muy positivos: perdí varios kilos y ya no necesito ninguno de esos remedios. Además, mi enfermedad se ha ido por completo. Con absoluta seguridad puedo recomendar su dieta a todos los que están aquí esta noche.

## Querida Dra. Cabot:

Estoy escribiendo para decirle que su dieta me ha ayudado a mejorar mi problema de cutis diagnosticada como "acne rosácea". Este problema empezó a manifestarse como una erupción de granos color rojo en mis mejillas, hace aproximadamente diez meses, tiempo en que fui a un doctor y me prescribió un antibiótico (tetraciclina). Lo tomé durante unos seis meses y, desafortunadamente, me dañó el hígado causando una erupción peor: de rojo intenso a morado brillante. Horrorizada, volví al médico que me aconsejó parar con los antibióticos y tomar cortisona para suprimir la erupción morada. Este tratamiento funcionó pero me causó palpitaciones al corazón (fibrilación atrial). Paré todo y la acné rosácea retornó con toda su fuerza. Decidí ver a un médico naturista, quién me dijo que la erupción en la piel y el acné rosácea era un signo de un hígado enfermo. Me aconsejó empezar con su DLH, también tomé vitaminas antioxidantes y selenio. Después de seguir su dieta durante once semanas, mi acné rosácea desapareció completamente y perdí más de 22 kilos, lo cual ha sido maravilloso. Gracias por enseñarme que el hígado tiene un efecto tan importante sobre el sistema inmunológico.

Sinceramente

Sra. J., Sydney, Australia

# Preguntas comunes sobre La Dieta para la Limpieza del Hígado

*1.- ¿Se puede hacer esta dieta durante el embarazo?*

Si, se puede, pero solamente bajo la supervisión de su médico, porque algunas mujeres embarazadas tienen condiciones médicas que requieren una nutrición especial. Mientras usted siga esta dieta, tendrá que tomar suplementos de calcio, hierro y ácido fólico.

*2.- ¿Se puede tomar té, café o bebidas alcohólicas mientras se está haciendo esta dieta?*

Si, se puede, pero solamente de dos a tres tazas de té y una taza de café por día. Es mejor evitar el alcohol durante el plan de las ocho semanas, pero si usted quiere beber, no consuma más de tres o cuatro vasos de alcohol por semana.

*3.- Si alguien quiere perder más peso después del plan de ocho semanas, ¿se puede seguir con la dieta?*

Usted puede seguir esta dieta todo el tiempo que deseé y si adelgaza lentamente o se produce un estancamiento en este proceso, reduzca la cantidad de las porciones. Después del plan de las ocho semanas, es recomendable seguir con los principios generales, en el capítulo 5 de este libro.

*4 .- ¿Se puede seguir la dieta cuando se es diabético?*

Si, se puede, pero es necesaria la supervisión del médico y recuerde comer regularmente pequeñas porciones de comida, haciendo uso de nuestro menú, para prevenir la hipoglucemia.

*5.- ¿Es necesario tomar suplementos nutritivos mientras se hace la dieta?*

Si usted es mujer, es buena idea tomar suplementos de calcio ya que ésta es una dieta libre de productos lácteos.

*6.- Una vez finalizado el plan de las ocho semanas, ¿se pueden comer carnes rojas?*

Si a usted le gustan las carnes rojas podría comerlas, pero éstas deben ser frescas, magras y bien cocinadas, y no consumirlas más de cuatro veces por semana.

*7.- ¿Me ayudara la Dieta para la Limpieza del Hígado si padezco de alguna enfermedad hepática?*

Si, la DLH ayudará a todas las personas que padezcan de enfermedades tales como hepatitis, hígado graso (esteatosis hepática), esclerosis cholangitis, cirrosis biliar primaria, cirrosis y enfermedades de la vesícula biliar.

*8.- ¿Es este libro solamente aplicable a personas que deseen perder peso?*

No, la DLH no reducirá el peso de la persona a menos que esta este excedida de peso ya que la dieta lo que hace es equilibrar el metabolismo. Muchas personas enfermas tienen peso bajo y, al mejorar el funcionamiento del hígado, aumentarán su apetito manteniendo o aumentando de peso. El trabajo excesivo que hace el sistema inmunológico se reducirá por el mejoramiento de las funciones hepáticas, y muchas enfermedades causadas por inflamación o infecciones crónicas, serán combatidas gradualmente.

Si nosotros no hemos respondido a todas las preguntas que usted tiene o si necesita mayor información, por favor escriba a la Dra. Cabot a:

The Health Advisory Service, PO Box 689, Camden NSW 2570

O visítenos en Internet a: **http://www.liverdoctor.com** • o **http://www.weightcontroldoctor.com**

# Capítulo 2

## ¿Quién puede beneficiarse con la Dieta para la Limpieza del Hígado?

Todas las personas pueden beneficiarse con esta dieta porque está diseñada para mejorar la salud en general y el funcionamiento inmunológico. Sin embargo, quienes mayor necesidad tienen de la DLH, son las personas que sufren de los siguientes malestares.

### 1.- Peso Excesivo

El modo más preciso de determinar el sobrepeso es un indicador del peso en relación a la estatura, llamado Índice de masa corporal (Body Mass Index, BMI). Este índice se calcula dividiendo el peso por el cuadrado de la altura (altura multiplicada por altura). El IMC es una forma científica de determinar cuánto sobrepeso tiene usted.

$$IMC = \frac{PESO \ (KILOGRAMOS)}{ALTURA \ X \ ALTURA}$$

Por ejemplo, si usted pesa 75 kilos y mide 1.69 metro (169 centímetros) de altura, su

$$IMC = \frac{75 \ KILOGRAMOS}{1.69 \ X \ 1.69 \ METRO}$$

$$= \frac{75}{2.856}$$

= 26.26 (use una calculadora electrónica)

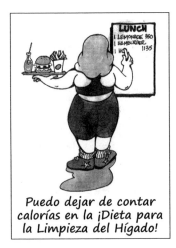

Puedo dejar de contar calorías en la ¡Dieta para la Limpieza del Hígado!

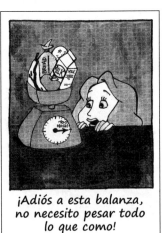

¡Adiós a esta balanza, no necesito pesar todo lo que como!

# NOMOGRAMA PARA EL INDICE DE LA MASA DEL CUERPO

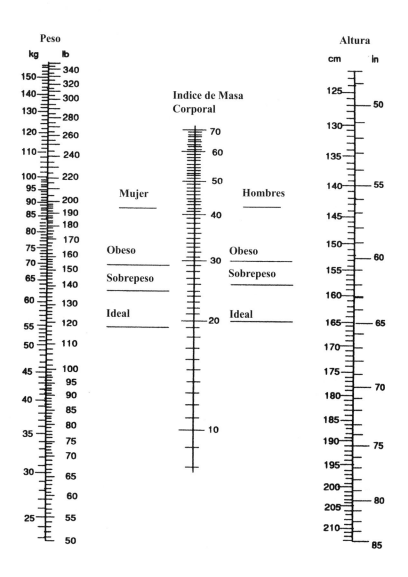

**Peso**

**Altura**

Indice de Masa Corporal

Mujer — Hombres

Obeso — Sobrepeso — Ideal

17

Si a usted no le gustan las ecuaciones, puede resolver fácilmente su índice en la escala de la página 17. Para usarla, coloque una regla entre su peso y su altura (debe pesarse y medirse sin ropas y sin zapatos). Después lea su índice en la escala central.

Si usted es una mujer, tendría que tener como meta mantener su índice entre 19 y 25, dependiendo de su complexión (los valores más altos se dan en las personas con huesos más grandes y más pesados). El índice para los hombres debería caer en la proporción de 20 a 26.

Se considera sobrepeso si su IMC esta entre el límite superior normal (25 para la mujer y 26 para el hombre), y un IMC de 29. La obesidad es definida como un índice de masa corporal mayor de 29.

Si mantiene su IMC dentro de los valores normales, usted reducirá el riesgo de enfermedades cardiovasculares, muchas enfermedades degenerativas, diabetes y cáncer; de manera que podrá disfrutar de una mejor calidad de vida y mayor longevidad.

La Dieta para la Limpieza del Hígado hace esto de una manera sencilla por que, si usted encuentra que su peso está aumentando o pasando el límite superior del IMC, puede volver a los deliciosos menús de este libro y el funcionamiento de su hígado mejorará. La pérdida de peso se producirá automáticamente después de unas semanas, porque el metabolismo de las grasas se volverá más eficiente. No habrá necesidad de pesar sus alimentos o contar calorías abnegadamente. El propósito de la DLH no es restringir la cantidad de alimentos que va a consumir, sino que simplemente queremos alejarlo de la comida tóxica que afecta a su hígado y brindarle comidas que ayuden a limpiarlo y lo mantengan saludable. De esta manera, este órgano pueda reiniciar su tarea de metabolizar las grasas.

## 2- Enfermedades del Hígado

La enfermedad en el hígado puede tener diferentes formas y muchas causas. La medicina convencional no ha podido encontrar las causas de las enfermedades del hígado que algunas personas tienen, estas son conocidas como enfermedades idiopáticas o de causas desconocidas.

Las causas más comunes de la enfermedad hepática son: exceso de alcohol, virus de hepatitis (virus A,B,C y otros), abuso de drogas (especialmente intravenosas) reacciones adversas a diferentes fármacos como analgésicos, medicamentos antinflamatorios, algunos antibióticos, medicamentos antihongos y algunos inhibidores del sistema inmunológico. Las causas de las enfermedades del hígado son muy numerosas para nombrar, pero he visto hígados enfermos como resultado de enfermedades del sistema inmunológico tales como lupus, SIDA, malaria y tuberculosis.

Un hígado enfermo puede ser también el resultado de un ambiente de trabajo rodeado de tóxicos como insecticidas, pesticidas, solventes y pinturas. Muchos solventes aromáticos que contienen cloro son cancerígenos. Estos se depositan en zonas adiposas del cuerpo incluyendo el hígado y el cerebro. Ciertas profesiones están expuestas a una alta concentración de tóxicos químicos para el hígado; es el caso de profesiones como impresores, zapateros, fumigadores, trabajadores de la industria del plástico y de la goma, carpinteros, peluqueros, técnicos de uñas, trabajadores de tintorería y pintores.

El hígado es un lugar común para el cáncer y muchos cánceres primarios de otros órganos se expanden hacia el hígado donde crecen destruyendo el tejido alrededor del mismo.

El hígado también es un lugar común donde se puede originar un cáncer, lo cual es lógico ya que soporta el embate de toda la comida tóxica y químicos durante toda la vida. He podido ver un caso de hígado poliquístico, en donde el hígado se había agrandado con quistes tan grandes que llenaban el abdomen. Los quistes múltiples en el hígado es un defecto genético que es heredado, si bien no es muy común.

Muchas enfermedades del hígado son agudas y tienen vida corta debido a que este órgano tiene el asombroso poder de repararse y regenerarse así mismo y normalmente tiene una recuperación total. En cambio, si el hígado es severamente dañado, o el agente nocivo que está atacando este órgano permanece o es crónico (como por ejemplo algunos casos de hepatitis B y C o un exceso de alcohol persistente), tiene menos probabilidad de una completa recuperación. Después de muchos años de inflamación crónica el hígado se cicatriza y deforma severamente a esto se le conoce como cirrosis.

La dieta alta en grasas dañinas y carbohidratos refinado s es una causa muy común de enfermedad hepática inexplicable visto en sociedades afluentes de hoy en día. Toda persona que esté con este tipo de dieta durante muchos años, desarrollará la fase del hígado graso (esteatosis hepática), etapa en la que este órgano estará más inflamado y con depósitos de grasa. Esta condición es una enfermedad degenerativa donde las células hepáticas están literalmente sofocadas a muerte por glóbulos de sustancia grasosa entre ellas. Quienes padecen esta condición tienen una total inhabilidad de metabolizar grasas y sufren de exceso de peso.

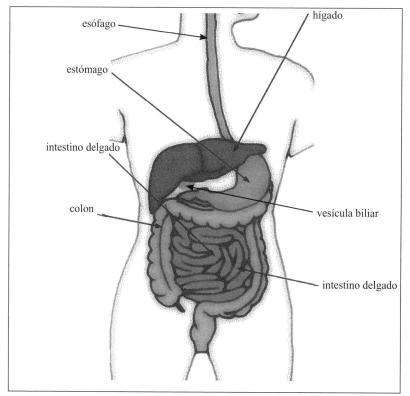

esófago

estómago

intestino delgado

colon

hígado

vesícula biliar

intestino delgado

EL APARATO DIGESTIVO

## Análisis para enfermedades del hígado

Si usted sospecha que su hígado no está funcionando bien, o tal vez está enfermo, dígale a su doctor que examine. El hígado se puede ver con varias técnicas de imagenología como la ecografía o tomografía axial computarizada (CAT scanning) los cuales son hechos por un radiólogo. Un ecografía de la parte superior del abdomen muestra el tamaño, textura y forma de su hígado, vesícula biliar, baso y páncreas. La tomografía axial computarizada es usada para detectar cáncer o tumores en el hígado.

Los análisis de sangre pueden examinar los niveles de bilirrubina y de ácidos biliares que, en ciertos tipos de enfermedades del hígado y de la vesícula biliar, pueden ser elevados. Si el nivel de la bilirrubina es muy alto, la evacuación intestinal resulta muy pálida y la orina más oscura de lo normal debido a que la bilirrubina se dirige de los intestinos hacia la orina.

Si los análisis de sangre que miden los niveles de enzimas del hígado se muestran altos, es porque las células hepáticas están dañadas, haciendo que sus enzimas intracelulares circulen en la corriente sanguínea. Estas enzimas hepáticas tienen nombres bioquímicos específicos y sus descripciones y niveles normales pueden encontrarse en la página 168.

Al inicio de una enfermedad del hígado, donde existe solamente un mínimo daño de las células hepáticas, hay un pequeñísima elevación de las enzimas llamadas AST y ALT, las cuales pueden ser detectadas en los análisis de sangre para este caso.

En aquellas personas que consumen alcohol en exceso, es común detectar una elevación de la enzima gamma-GT, y se da generalmente en forma aislada con respecto a las otras enzimas hepáticas que se muestran normales, al menos en casos de daño moderado del hígado por exceso de alcohol.

En pacientes con enfermedades crónicas del hígado, hígado graso (esteatósis hepática) y en algunos casos de enfermedades de la vesícula biliar se presentan un incremento notable en los niveles sanguíneos de grasas, colesterol total y de triglicéridos. Esto es de esperarse porque el hígado es el órgano fundamental en el equilibrio y metabolismo de todas las grasas. Algunos de estos pacientes desarrollan un hígado graso (esteatósis hepática) y también pueden tener masas cutáneas de grasa de color amarillo, alrededor de los ojos y en las extremidades. Estas masas de grasa subcutáneas son llamadas xantomas y si comienzan a crecer debajo de la piel, es muy probable que éstas se acumulen en otra parte del cuerpo, como por ejemplo, en el hígado mismo, en el corazón, en los riñones, en el páncreas, en nódulos linfáticos y arterias (arteriosclerosis). Estas enfermedades de degeneración grasa sofocan y obstruyen a los órganos vitales y los vasos sanguíneos, provocando en el hígado la inhabilidad de metabolizar l as grasas y los carbohidratos dañinos que por tanto tiempo usted ha estado consumiendo.

Afortunadamente, con la Dieta para la Limpieza del Hígado este proceso se puede revertir y el hígado restaurará la habilidad para quemar grasas, en forma eficiente. Las personas con un hígado graso y/o con un alto nivel de grasas en la sangre, también deberían tomar un tónico hepático que contenga taurina y lecitina (ver página 58) para mejorar el funcionamiento de este órgano.

Existen otros análisis que se pueden hacer para verificar la habilidad del hígado para producir sus propias proteínas vitales. Estos análisis son para las proteínas albúmina, protrombina y diferentes globulinas que muestran anormalidades típicas en aquellas personas con un funcionamiento hepático anormal (ver página 168).

Esto tal vez suene un poco técnico, pero su médico fácilmente puede hacer todos estos análisis con dos o tres muestras de sangre.

Al inicio de una enfermedad hepática quizás no haya síntomas severos, de modo que usted y su médico no notarán que hay problemas subyacentes en su hígado. La etapa inicial puede ser detectada por medio de una simple rutina de análisis de sangre, donde se incluye un análisis para el funcionamiento del hígado. La etapa crónica de la enfermedad pasa a través de un largo período con síntomas mínimos e irregulares, hasta la etapa final donde aparece la ictericia y la confusión mental.

En mi práctica médica - donde hago muchos análisis de sangre para detectar el nivel de las hormonas y el funcionamiento del hígado en pacientes con sobrepeso, encuentro, con bastante frecuencia, pequeñas elevaciones en las enzimas del hígado, lo cual significa un moderado deterioro de las funciones del mismo y un leve daño hepático.
Este estado se puede revertir fácilmente con la DLH y con tónicos específicos para el hígado (ver la página 58).

Además, he encontrado que adelgazar es un proceso muy difícil para muchos de mis pacientes con sobrepeso, a pesar de comer cantidades moderadas de alimento, a menos que mejore sus funciones hepáticas. Una vez que siguen la DLH durante cinco o seis semanas, los análisis dan generalmente resultados normales y comienzan a perder kilos. El hígado es el órgano estratégico para quienes han intentado perder peso o simplemente deseen mantener un peso saludable a medida que van avanzando en edad.

# 3 – Enfermedades de la Vesícula Biliar

Si usted tiene cálculos biliares (nuevos o recurrentes) definitivamente debe seguir la Dieta para la Limpieza del Hígado. Este modo de comer corregirá el desequilibrio químico de la bilis, que induce a los cálculos. En muchos casos, estos cálculos se logran disolver completamente, a condición de que usted siga con los principios de la DLH a largo plazo.

Los pacientes a los cuales se les ha extraído la vesícula biliar, deberían seguir la DLH y seguir los doce principios vitales para mejorar las funciones hepáticas (información en las páginas 37 a 53). Esto es lógico: los cálculos son el resultado de la baja calidad de bilis producida por un hígado sobrecargado por una dieta alta en grasas y en carbohidratos. El desequilibrio permanecerá si no comemos los alimentos adecuados para un hígado sano aún si la vesícula biliar ha sido extirpada, los problemas aparecerán en áreas vecinas causando pancreatitis, enfermedades del conducto biliar o hígado graso (esteatósis hepática). He observado que muchos pacientes aumentan de peso después de la operación de la vesícula biliar porque desarrollan un hígado graso y/o las funciones del hígado permanecen por debajo del estado óptimo esperado.

## Otros problemas de salud que pueden ser ayudados con la Dieta para la Limpieza del Hígado

La primera vez que diseñé esta dieta, con el propósito de ayudar a todos aquellos con arraigados problemas de peso o enfermedades del hígado, no pensé que más tarde vería sus poderosos efectos de curación en otros problemas de salud que parecían no tener conexión o relación alguna. En muchas ocasiones, ha sido asombroso observar como esta dieta durante el período de cuatro a doce semanas, resuelve problemas que en el pasado me hubiera sentido obligada a tratar con medicamentos.

En muchos pacientes se puede evitar el uso de medicamentos con esta dieta, sin embargo en algunas enfermedades agudas la terapia en base a medicamentos será necesaria y la DLH pude usarse simultáneamente.

Le voy a contar un caso, los detalles son reales pero los nombres de los pacientes han sido cambiados, Cristina, de cuarenta años, vino a verme porque ella quería perder peso (pesaba 89 kilos y media 1.67 metros, por lo tanto el IMC es 31.72). Cristina se sentía deprimida y extenuada, si bien no llevaba una vida agitada. Ella se alarmó cuando le dije que su presión sanguínea estaba moderadamente elevada a un valor de 175/100 y que su hígado estaba ligeramente infeliz con las enzimas hepáticas ligeramente elevadas y un nivel alto de colesterol. Me dijo que ella podía esperar este resultado en su madre, pero no en ella misma, ya que todavía se consideraba joven. Su dieta era típica de alguien que tiene estos problemas, le encantaban los quesos cremosos, margarinas, mantequilla, comidas fritas, azúcar, pan blanco, donas, gaseosas de dieta y ocasionalmente las "comidas para llevar". Ella comía solamente de dos a cuatro pedazos de frutas por semana y el 90% de sus verduras eran cocidas. Cristina comenzó la DLH y ordené hacer unos análisis para ver por qué su presión sanguínea estaba alta. Si la presión hubiera permanecido alta probablemente hubiera tenido que recetarle un antihipertensivo.

Hasta ese momento, no sabía que la había impactado tanto. Cuando regresó después de ocho semanas, me dijo que se había ido de su primera consulta ¡sintiéndose una mujer muy vieja y con muchas dolencias! Esto le dio la motivación que ella necesitaba, de manera que Cristina siguió religiosamente mi dieta durante ocho semanas. Para mi sorpresa, su presión sanguínea bajó a 125/75, completamente normal, lo cual es un fenómeno considerando que ocho semanas atrás estaba al máximo. Ella estaba muy impresionada por que perdió trece kilos, se sentía con mucha energía y de buen humor.

Después de haberla examinado le dije: ¡"Esto es fantástico"! Voy hablar de ti en mi programa de radio este domingo para hacerle saber a todos lo poderosa que es la DLH. Después del programa de radio tuvimos más de cien llamados con preguntas sobre la dieta. He tenido otros pacientes que han reducido su presión arterial con modestas pérdidas de peso en etapas tempranas de la dieta DLH, como conclusión he entendido que un hígado sano es de vital importancia si usted esta tratando de **reducir su presión arterial**.

Todos aquellos con **problemas digestivos generales** como, hinchazón abdominal, indigestión, falta de apetito, gastritis por alcohol, náuseas recurrentes y/o vómitos por causas desconocidas y **síndrome del intestino irritable**, encontrarán esta dieta muy valiosa y a menudo curativa.

Las personas que padecen este síndrome, tal vez necesiten modificar la DLH por la intolerancia de pequeñas semillas, nueces y granos (a menos que sean trituradas en un molinillo para café o en una buena procesadora). En estos casos, también es importante rallar algunas de las verduras para ensaladas como las zanahorias y los betabeles además deben evitar o reducir el consumo de productos de trigo o productos que lo contengan.

Cualquier persona con síntomas gastrointestinales persistentes, debería consultar a un médico, preferentemente un especialista gastrointestinal, porque existe siempre la posibilidad de cáncer colorrectal y esta posibilidad debe ser descartada antes de depender exclusivamente de la terapias naturales.

Los problemas causados por un desequilibrio en el sistema inmunológico mejorarán siempre (a veces en forma drástica) con una dieta que limpie y mejore el funcionamiento del hígado. Los problemas de salud más comunes en manifestarse cuando el sistema inmunológico está bajo ataque son: erupciones en la piel, alergias como rinitis, urticarias y asma, enfermedades del sistema inmulógico, algunos tipos de artritis, infecciones frecuentes y la epidemia más común en nuestros días, el síndrome de fatiga crónica.

La medicina alopática tiende a enfocarse en la supresión de los síntomas por medio de fármacos como cremas de cortisona, tabletas o inhaladores, medicamentos antiinflamatorios y medicamentos inmunosupresores. Tal vez esta elección es necesaria en casos muy severos y/o agudos, pero a la larga ese tipo de remedios pueden sobrecargar al hígado, ya que su trabajo es transformar estas drogas en metabolitos inofensivos. Aquí se presenta una paradoja ya que las enfermedades del sistema inmunológico se agravan por cualquier cosa que estrese o dañe al hígado. Esto es lógico porque un hígado sano es necesario para evitar que las toxinas, microorganismos y químicos pasen más allá de su filtro, donde las células de Kupffer se encargan de fagocitar a estos invasores repugnantes. Las células del hígado (hepatocitos) están extremadamente ocupadas asegurándose que las proteínas y otros alimentos estén completamente digeridos antes de entrar al torrente sanguíneo.

Si el hígado no es una barrera efectiva, las toxinas y los alimentos digeridos incompletamente, entraran al torrente sanguíneo internándose mas en el cuerpo de lo que deberían en donde el sistema inmune tiene que encargarse de ellos. Estas toxinas pueden dañar las células de otros órganos del cuerpo y del mismo sistema inmunológico y la inflamación pude iniciar en sus diferentes formas.

**Ahora podemos ver que, si bien el sistema inmunológico protege a nuestro cuerpo de muchos peligros, es el hígado quien protege al sistema inmunológico de ser sobrecargado.**

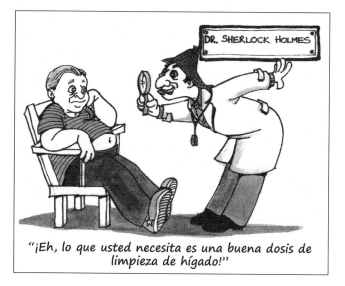

*"¡Eh, lo que usted necesita es una buena dosis de limpieza de hígado!"*

Todos mis pacientes con alergias siguen la DLH. He tenido muchos casos con excelentes resultados; la dieta les permitió dejar gradualmente los medicamentos que necesitaban para aliviar y suprimir los síntomas de alergia. ¿Por qué suprimir los síntomas (estornudo y dificultad para respirar) cuando se puede eliminar la causa?

Ahora, si usted está tomando medicamentos para alergias como rinitis o asma, no los interrumpa sin la supervisión de su médico, porque estos medicamentos pueden ser solo reducidos gradualmente conforme usted mejore.

La mayoría de las personas con **síndrome de fatiga crónica** mejoran notablemente después de seguir la dieta DLH por 8 semanas. Esta es una noticia maravillosa para todos los pacientes que han abandonado toda esperanza, después de muchos años de estar escuchando que no hay un tratamiento probado para el síndrome de fatiga crónica, porque la causa es desconocida. De acuerdo a mi experiencia, la causa de una enfermedad siempre se puede encontrar si existe una mente curiosa y la actitud de Sherlock Holmes. Generalmente la causa es dietética, hormonal, ambiental, genética o está relacionada al estrés y muchos de estos factores pueden actuar juntos, haciendo que la enfermedad se agrave. Todos estos factores deben ser considerados, y en los pacientes con SFC la depresión y el estrés deberán ser tratados conjuntamente con el hígado, debe ser así por que un hígado que continuamente esta sobrecargado disminuye o agota los niveles generales de energía del cuerpo.
El poder de consumir alimentos que limpien y beneficien al hígado es enorme y es la base sobre la cual una persona puede combatir el síndrome de fatiga crónica.

Otro problema por el cual me consultan frecuentemente, es por el **dolor de cabeza constante y/o migraña.** Muchos de estos pacientes han visto a neurólogos y quiroprácticos y han probado todo tipo de medicamentos; algunos de ellos han pasado días prácticamente drogados bajo el efecto de calmantes, que resultan tóxicos para el hígado. Por ejemplo, si el medicamento Paracetamol se toma durante un período muy largo o en dosis muy altas, éste resulta particularmente tóxico para el hígado. Mucha gente no sabe que los dolores crónicos de cabeza pueden ser reducidos en gran parte con una limpieza hepática; los médicos chinos saben muy bien de esta asociación.

Si usted sufre de dolores de cabeza siga la DLH y tome un suplemento de magnesio, evite el café y el consumo regular de alcohol ya que éstos son toxinas para el hígado, y recuerde beber de diez a doce vasos de agua por día. Este programa gradualmente reducirá la frecuencia y severidad de los dolores de cabeza.

**Las mujeres que están bajo la terapia de reemplazo hormonal**, frecuentemente aumentan de peso y/o tienen efectos secundarios, esta terapia induce al hígado a producir más proteínas como la globulina ligadora de hormonas sexuales e incrementa los factores de coagulación. El hígado debe trabajar arduamente para disolver las hormonas en esta terapia, y algunos tipos de progesterona sintética pueden causar un aumento de colesterol.

La TRH vía oral, probablemente estrese mucho más al hígado. En cambio las cremas y parches de estrógeno y progesterona son más benignas para el hígado. Las pastillas y cremas naturales de progesterona son mucho mejor que la progesterona sintética.

Las mujeres que están bajo esta terapia en la etapa de la menopausia y experimentan aumento de peso y/o se sienten cansadas e irritables, encontrarán que estos problemas serán superados al seguir la DLH.

Además, esta dieta ayudará a reparar hígados dañados en aquellas personas que beben demasiado **alcohol** o aquellos que hayan estado consumiendo drogas, especialmente por vía intravenosa.

Las personas con análisis positivos de hepatitis B y/o hepatitis C y que son portadores de estos virus, tendrán menos posibilidades de desarrollar una enfermedad crónica en el hígado si ellos siguen los principios de esta dieta.

**Las personas mayores** de edad encontrarán en la DLH una maravillosa herramienta para **incrementar la longevidad**, vitalidad y retardar o desviar las enfermedades degenerativas que desafortunadamente se han vuelto tan comunes en nuestra población de edad avanzada. El hígado definitivamente necesita más ayuda después de los cincuenta y cinco años de edad, porque su peso y volumen disminuyen con la edad. La corriente sanguínea en el hígado disminuye y las células hepáticas a menudo crecen y se ensanchan tratando de compensar este cambio.

El hígado se vuelve menos eficiente para afrontar el efecto de los fármacos, la síntesis de proteínas es reducida y la incidencia de cálculos biliares de colesterol aumenta con la edad. Para contrarrestar estos cambios trate de seguir la DLH y expóngase lo menos posible a los medicamentos y al alcohol.

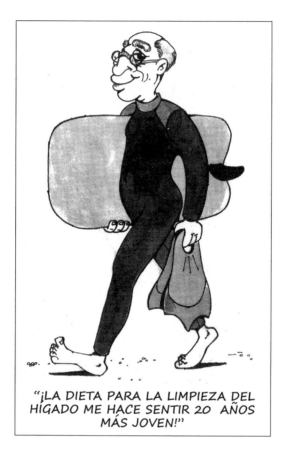

"¡LA DIETA PARA LA LIMPIEZA DEL HÍGADO ME HACE SENTIR 20 AÑOS MÁS JOVEN!"

# Capítulo 3

## ¿Cuáles son los síntomas de un hígado enfermo?

Los signos de mal funcionamiento del hígado varían tremendamente, van desde síntomas sutiles hasta síntomas que incapacitan. En las primeras etapas de un hígado enfermo, comúnmente no hay síntomas obvios y, generalmente, el problema es descubierto accidentalmente en un análisis rutinario de sangre que muestra un nivel elevado de las enzimas hepáticas.

Los síntomas de un moderado mal funcionamiento quizás ocurran aunque todos l os análisis de sangre den "normal". El análisis convencional que los doctores usan frecuentemente para examinar al hígado no es muy exhaustivo (miden el daño en lugar del funcionamiento). El aumento de las enzimas del hígado, se encuentran solamente, cuando las células hepáticas han sido dañadas, causando la liberación de sus enzimas intracelulares. Aún así, el análisis de sangre para las enzimas y proteínas del hígado puede resultar normal, pero esto no significa que su hígado esté trabajando tan bien como pareciera o debiera para usted sentirse perfectamente bien. Si sus síntomas son vagos o poco específicos y su doctor no puede encontrar la causa de los mismos, le sugiero que siga mi DLH, ya que el hígado es el principal regulador de la corriente energética de los alimentos en el cuerpo.

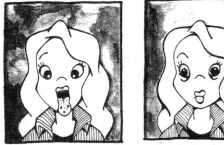

Lengua Sucia     Círculos Debajo de los Ojos

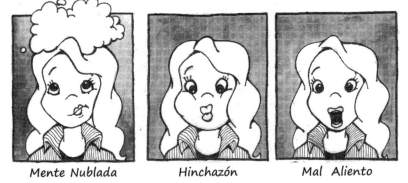

Mente Nublada     Hinchazón     Mal Aliento

SIGNOS DE UN HÍGADO CON PROBLEMAS

Generalmente, el primer signo bioquímico del mal funcionamiento del hígado es el aumento en los niveles de grasa en la sangre, con un valor de colesterol (en ayunas) de 212mg/dl y triglicéridos> 177mg/dl.

## Síntomas de una disfunción moderada del hígado

Los síntomas comunes de un mal funcionamiento hepático son, **mala digestión, hinchazón abdominal o náuseas**, especialmente después de comer comidas grasosas, acumulación de grasa alrededor del abdomen y **constipación**. El así llamado **síndrome del intestino irritable** (cuyas acciones son irregulares y varían desde la diarrea hasta la constipación) y asociado con inflamación abdominal y flatulencias, se debe comúnmente a un hígado perezoso. Si usted despierta por la mañana con mal aliento y/o su lengua sucia, definitivamente su hígado necesita ayuda urgente. La DLH es una cura efectiva para estos vergonzantes síntomas.

Es decir que, si su hígado está perezoso, una excesiva cantidad de metabolitos tóxicos entran en el torrente sanguíneo y pueden afectar el funcionamiento del cerebro ocasionando **desagradables cambios de humor, depresión y "una mente nublada"**. Su concentración y memoria no puede estar tan bien como cuando su hígado era capaz de mantener la correcta composición bioquímica de la sangre. Los pacientes que han seguido la DLH siempre me dicen que se sienten más calmados y mentalmente más despiertos a medida que sus funciones hepáticas mejoran.

**El deficiente funcionamiento del hígado puede detonar o exacerbar condiciones alérgicas** como rinitis, urticarias, erupción en la piel y asma. Estos casos se dan particularmente en personas de mediana edad que empiezan a sufrir de alergias por primera vez. Según mi experiencia, estas condiciones gradualmente mejoran cuando las comidas y toxinas que sobrecargan al hígado son eliminadas. He observado en pacientes con enfermedades autoinmunes (como por ejemplo, lupus eritematoso sistemático, poliartritis, poliarteritis y otros desórdenes del tejido conectivo) que a menudo han sufrido alergias antes de manifestar los síntomas de la enfermedad autoinmune.

Además he notado que en problemas del sistema inmunológico, la dieta de los pacientes es alta en alimentos que contienen químicos sintéticos como saborizantes artificiales, edulcorantes, espartame, colorantes artificiales y conservantes usados en "Diet-colas", caramelos, helados, galletitas en paquetes, papas fritas y botanas. Estos químicos se acumulan en el hígado y eventualmente escapan de la barrera filtrante protectora de las células hepáticas y fluyen hacia el torrente sanguíneo. Estos químicos se incorporan dentro de las células de varios órganos, de músculos y articulaciones; y como consecuencia nuestros tejidos se vuelven gradualmente almacenes químicos. Nuestro sistema inmune no reconoce a estas células "químicas" como parte natural de nuestro cuerpo al contrario, las reconoce como cuerpos extraños dignos de ser destruidos, de tal manera que produce anticuerpos para atacar a nuestras propias células.

Por esta razón, si usted sufre alguna enfermedad autoinmune, evidentemente necesita la DLH para desintoxicar el cuerpo y reducir la irritante carga del sistema inmunológico.

He tenido muchos pacientes con lupus que, después de seguir la DLH, han tenido una cura completa de su enfermedad tanto a nivel sintomático como en pruebas de sangre.

**Un hígado intoxicado o lento puede causar dolores de cabeza** y, desafortunadamente, los calmantes usados pueden causar más estrés en el hígado. He descubierto que la DLH puede prevenir eficazmente una gran variedad de dolores de cabeza incluidos migrañas, dolores de cabeza por tensión, cefaleas, dolores de cabeza por causas hormonales, u otros dolores de cabeza no específicos.

**El mal funcionamiento del hígado puede manifestarse como alta presión sanguínea y/o retención de líquido,** lo cual es difícil de controlar solamente con medicamentos, porque el hígado transforma la hormona adrenal llamada aldosterona. El exceso de aldosterona causa retención de sodio y bajo el potasio; este desequilibro de electrolitos aumenta la presión sanguínea. Este órgano también controla el nivel de las grasas en la sangre y si hay un exceso de grasas, la sangre se torna viscosa aumentando la presión sanguínea.

La hipertensión arterial es muy peligrosa: aumenta el riesgo de ataques cardíacos y derrames, por eso es importante la supervisión regular de la presión arterial con su médico. He podido comprobar que la DLH disminuye la presión alta a un nivel completamente normal sin la necesidad de ningún fármaco; puede controlar muchos casos de hipertensión esencial y reducir el riesgo de enfermedades cardiovasculares, la principal causa de muertes en países desarrollados.

Aún así, usted no debe interrumpir su medicación para la hipertensión a menos que su doctor esté de acuerdo y lo considere prudente y necesario. Si sigue los hábitos alimenticios expuestos en mi programa de limpieza del hígado, usted comerá para su bienestar y longevidad, en contraste con la mayoría de la gente que "cava su tumba con sus propios dientes".

La DLH es una forma de alimentación segura y nutritiva, pero si usted tiene algún problema serio como alta presión sanguínea o diabetes, no debe interrumpir su medicación sin previa aprobación de su médico.

**Otro síntoma de un hígado infeliz es la hipoglucemia o el desequilibrio de los niveles de azúcar.** Esto puede causar fluctuaciones desenfrenadas en los niveles de azúcar con bajos niveles de glucosa, causando fatiga, mareo, vértigos y un deseo extremo de comer azúcar. Muchas personas que sufren este problema se vuelven literalmente adictos a cosas dulces como el chocolate y helados; no tienen control sobre este exacerbado deseo de comer dulces, similar a un alcohólico que no tiene control una vez que ha dado el primer sorbo de licor. Además, no es casualidad que las personas con hipoglucemia tengan problemas de peso y sufran de candida.

Un hígado sano transforma el exceso de azúcar en la dieta (glucosa) en una forma de almacenamiento llamada glucógeno que es depositado en el hígado para ser utilizado cuando se requiera. Cuando los niveles de azúcar en la sangre bajan, el hígado sano inmediatamente libera glucosa de la reserva de glucógeno a la sangre, evitando un rápido descenso en los niveles de azúcar. De esta manera podemos ver la conexión entre un hígado perezoso y un inestable nivel de azúcar en la sangre y que tiene como resultado la adicción a los dulces, exceso de peso, diabetes o candida. La DLH es capaz de ayudar al hígado en su función de controlar la glucosa en la sangre y, por lo tanto, un arma muy efectiva contra la adicción a la azúcar.

**Un mal funcionamiento del hígado comúnmente se manifiesta con la intolerancia a las comidas grasosas.** Si usted consume demasiadas grasas dañinas, el hígado tratará de sacarlas del cuerpo a través de la bilis, que fluye pasando a la vesícula biliar, y luego al intestino delgado. Esto aumentará el colesterol contenido en la bilis y se pueden formar cálculos biliares como resultado del colesterol duro. Si el hígado no está trabajando eficientemente, no podrá producir suficientes sales biliares para mantener el colesterol en la bilis en solución de tal manera que se pueden producir cálculos biliares. De esta manera, el mal funcionamiento del hígado puede resultar en enfermedad de la vesícula biliar y cálculos biliares. La enfermedad de este pequeño órgano causa intolerancia a comidas grasosas, náuseas, vómitos y dolor en la parte alta del abdomen; este dolor puede irradiarse a la espalda y al hombro derecho.

La fatiga es otro síntoma de un hígado perezoso o lento, generalmente atribuido a al síndrome de fatiga crónica cuando no se puede encontrar la causa de su enfermedad. En el 99% de estos casos, encuentro en la dieta de estas personas la explicación ya que, efectivamente, estos pacientes comen demasiadas grasas dañinas para la salud, carbohidratos refinados y no consumen suficientes frutas y verduras crudas. Como ya hemos visto antes, el hígado y el sistema inmunológico están íntimamente relacionados, como un matrimonio, ellos dependen uno del otro y el bienestar de uno depende de felicidad del otro. Para vencer el síndrome de fatiga crónica tenemos que quitar la carga del forzado sistema inmune, limpiando el hígado.

Un síntoma común de un hígado sobrecargado o intoxicado es el excesivo calor en el cuerpo, posiblemente acompañado de sudor o mal olor del mismo. Si usted se siente acalorado quizás no es un simple sofoco o producto del clima cálido, sino que posiblemente su hígado necesite una limpieza. Picazón en la piel es otro síntoma común de mal funcionamiento hepático.

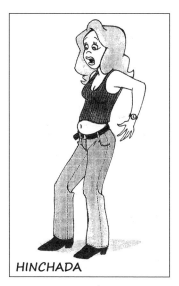

**HINCHADA**

Si el funcionamiento de su hígado está por debajo de lo normal, usted encontrará que su tolerancia al alcohol y a fármacos como antibióticos se verá afectada. Es posible que usted se sienta ebrio después de uno o dos tragos y al día siguiente tenga una gran resaca, o quizás comience con alergias severas a medicamentos que anteriormente no le afectaban.

## La Perspectiva de los Médicos Chinos

En la medicina tradicional china el hígado es considerado un órgano de extrema importancia y éste es clasificado como uno de los cinco órganos principales del cuerpo, conocido como el órgano "Zhang", el cual tiene funciones de almacenamiento. Los médicos chinos enseñan que el libre flujo de la energía del cuerpo (Ki) ocurre solamente si el funcionamiento del hígado es saludable. Coincidentemente, mucha gente con el síndrome de fatiga crónica tiene un problema subyacente en el hígado.

Los chinos llaman al hígado "El General del ejército del cuerpo" que está a cargo de la estrategia y de la armonía del mismo. Ellos dicen que aunque el corazón guarda al espíritu, el hígado es el que puede desequilibrar al espíritu. Esto puede trabajar en ambos sentidos, el estrés emocional puede debilitar las funciones del hígado y a su vez la desarmonía de este órgano puede tener efectos adversos sobre el estado emocional. Esta condición puede inducir a irritabilidad, ansiedad, profundas depresiones y hasta tendencias suicidas. Tal vez usted ha escuchado la frase "está haciendo bilis", en otras palabras, esto quiere decir, aléjate porque esta persona está de muy mal humor.

El estado de toxicidad en el hígado provocado por el abuso de alcohol o drogas lo llevará, no solamente a un intenso malestar por este exceso, sino que además se sentirá irritado, malhumorado, quizá se torne agresivo y definitivamente se sentirá deprimido.

Probablemente usted tenga estos síntomas, lo cual está indicando que su hígado está en un estado de estancamiento o lentitud a causa de una dieta incorrecta. Muchos casos de depresión podrían tratarse efectivamente con la DLH y las hierbas correspondientes para mejorar su funcionamiento, y así dejar los medicamentos antidepresivos en forma gradual.

Los chinos tienen un remedio para el hígado con el encantador nombre de "el simple y libre andariego" que usan para la depresión y éste contiene la hierba china Mao Yan Wan. Todos podemos volvernos simples y libres andariegos, pero andariegos delgados y hermosos si solamente tenemos cuidado con nuestro hígado. La dieta para la limpieza del hígado lepermitirá llevar a cabo este ideal, y un buen tónico para el hígado también le ayudará a recuperar la simple y libre persona que usted era (ver página 58).

De acuerdo a la medicina china un hígado en estado de estancamiento redunda en "fermentación y calor" lo cual genera "un aumento del fuego" produciendo, agitación, insomnio, mareos, dolores de cabeza y exasperación. Los chinos llaman a este estado "gan-ho". Curiosamente, el término inglés "gung-ho" viene de ese término chino y describe a alguien que es demasiado agresivo, insistente y extremadamente excitado o preocupado. ¿Se siente usted así? Si es así, existe la posibilidad de que "su hígado se esté incendiando" debido al exceso de toxinas.

Los chinos enseñan que el hígado controla la circulación armoniosa de la energía en el sistema digestivo y si falla, demasiada energía alimenticia entra al estomago y al bazo causando inflamación abdominal y náuseas. La medicina china, siempre trata las condiciones de peso excesivo, mejorando las funciones del hígado; los chinos tienen muchos más siglos que la civilización occidental y han tenido el tiempo suficiente para entender esto.

Los doctores chinos atribuyen el debilitamiento de las uñas, la rigidez de músculos y tendones a la debilidad del hígado. Ellos también evalúan el estado del hígado de pacientes con sequedad, picazón y enrojecimiento de los ojos causados por excesivo calor en el hígado. Si sus ojos son brillantes y claros esto augura un hígado sano.

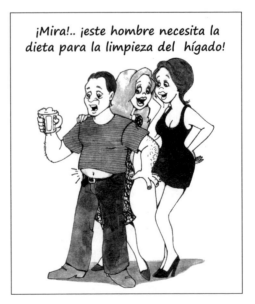

¡Mira!.. ¡este hombre necesita la dieta para la limpieza del hígado!

# Capítulo 4

## Fisiología y funcionamiento del hígado

El hígado es un órgano extremadamente activo y con múltiples funciones evidenciado por su enorme circulación sanguínea; la sangre pasa por el hígado a un índice de aproximadamente 1.4 litros por minuto.

Un hígado sano es un órgano tan activo que sus actividades generan una gran cantidad de calor incrementando la temperatura del cuerpo. Esta es la razón por la cual a menudo nos sentimos acalorados después de una abundante comida.

El hígado está protegido por las costillas y está ubicado en el lado derecho de la parte superior del abdomen. Tiene dos partes anatómicas llamadas "lóbulos". El lóbulo derecho es aproximadamente seis veces más grande que el izquierdo. Estos lóbulos están separados por un tejido fibroso conocido como ligamento falciforme. El lóbulo derecho puede ser dividido en lóbulos más pequeños y es llamado propiamente lóbulo derecho mayor. El lóbulo cuadrado y el lóbulo caudado pueden ser vistos debajo de la superficie del hígado.

Como ya he señalado, el hígado es el órgano más grande del cuerpo, si le dice a uno de sus amigos "¿sabías que tu hígado es más grande que tu cerebro?" ¡no estamos insultándole!, es la verdad.

El hígado no es solamente único por la virtud de su gran tamaño sino por su doble abastecimiento sanguíneo. Es el único órgano que tiene dos fuentes separadas de provisión sanguínea:

*1.- La arteria hepática trae sangre fresca y oxigenada del corazón.*

*2.- La vena porta trae sangre del estómago e intestinos, la cual carga con nutrientes de los alimentos ingeridos.*

La arteria hepática y la vena porta entran juntas al hígado a través de una fisura en su base llamada la porta hepatis, en este punto se divide en dos ramas para abastecer los lóbulos izquierdo y derecho del hígado. Una vez dentro del hígado estos vasos sanguíneos siguen dividiéndose como ramas de un árbol llevando sangre a todas partes del hígado.

Estas diminutas ramificaciones de los vasos sanguíneos eventualmente se descargan en los espacios microscópicos entre células del hígado. Estos espacios son llamados sinusoides y son de vital importancia para la limpieza y nutrición del hígado. Los espacios sinusoides están revestidos por células especiales como las células que almacenan grasas, células con hoyos, células endoteliales y las más asombrosas de todas las células, las células de Kupffer. Estas células son altamente especializadas y no es fácil para el hígado reemplazarlas. Se puede decir que las células de Kupffer son el servicio colector de basura del hígado y todos sabemos qué ocurre en nuestro vecindario cuando el servicio municipal de basura está de huelga. Las células de Kupffer son móviles, parecen un pulpo minúsculo, se desplazan alrededor limpiando la sangre y el fluido linfático dentro de la sinusoide. Las células de Kupffer fagocitan y digieren células muertas, células cancerosas, hongos, virus, bacterias, parásitos, químicos artificiales, proteínas mal digeridas y partículas extrañas y peligrosas.

## EL HÍGADO

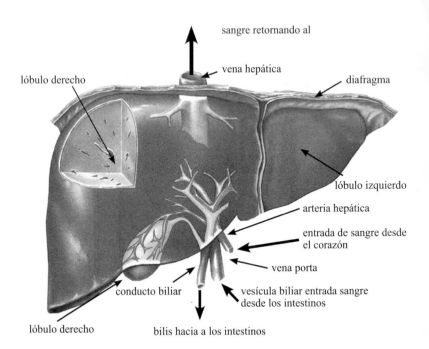

sangre retornando al

vena hepática

diafragma

lóbulo derecho

lóbulo izquierdo

arteria hepática

entrada de sangre desde
el corazón

vena porta

conducto biliar

vesícula biliar entrada sangre
desde los intestinos

lóbulo derecho

bilis hacia a los intestinos

Una vez que las células Kupffer han ingerido a su peligrosa víctima, la destruyen. Si estas células de Kupffer trabajan demasiado y durante mucho tiempo se sobrecargan de toxinas, la tarea que tiene el hígado de mantener limpia la sangre no se lleva a cabo. En tales casos, se pueden manifestar muchos y diferentes síntomas de mala salud, especialmente alergias, dolores de cabeza y fatiga crónica. Pero llega al rescate - la DLH le ayudara a reducir la carga tóxica en el hígado.

Las sinusoides desembocan en las venas centrales después de transitar entre las células hepáticas. Las venas centrales a su vez desembocan en las venas hepáticas más grandes y llevan la sangre desde el hígado devuelta al corazón. Es decir que, la limpieza de la sangre que retorna al corazón, depende del funcionamiento eficiente de las células hepáticas y de las sinusoides.

El hígado produce una sustancia amarillenta o verde llamada bilis la cual es necesaria para la emulsificación y absorción de grasas del intestino delgado. Las células hepáticas producen bilis y la drenan en pequeños conductos que se hallan entre los grupos de células hepáticas, estos minúsculos conductos que recolectan la bilis son llamados conductos biliares y estos convergen en conductos más grandes, que al unirse forman el conducto biliar hepático izquierdo y derecho uniéndose ambos para formar el conducto hepático común (conducto biliar común). La vesícula biliar es una bolsa de almacenamiento que está conectada al conducto biliar común por medio del conducto cístico. La bilis es transportada al intestino a través del conducto biliar común.

La bilis es un líquido que consiste en agua, sales biliares, colesterol, pigmentos biliares lecitina, lípidos y electrolitos. Las células del hígado producen las sales biliares a partir del colesterol y este a su vez es adquirido de la dieta o es sintetizado por el hígado. El colesterol se encuentra en la bilis como producto derivado del metabolismo de las sales biliares, pero el colesterol en altas concentraciones en la bilis se debe al consumo excesivo de grasas saturadas en la dieta. Las personas que comen una dieta alta en grasas tienen tendencia a desarrollar cálculos biliares debido a la gran cantidad de colesterol en la bilis. El colesterol de la bilis es idealmente mantenido en forma soluble por la combinación de sales biliares y lecitina para formar partículas solubles llamadas micelles. Si hay demasiado colesterol en la bilis éste no será capaz de permanecer soluble y tal vez precipite como cálculos biliares.

Las sales biliares están hechas de colesterol por una secuencia de reacciones químicas en las células hepáticas formando los principales ácidos biliares: cólico y quenodesoxicólico. Estos ácidos biliares están combinados con los aminoácidos taurina y glicina. Esta combinación es llamada ácido biliar conjugado. Una sal biliar es un ácido biliar que ha perdido un ion de hidrógeno y ganado un ion de potasio o sodio. Es decir que, la producción de bilis en el hígado es un proceso finamente sincronizado y puede ser dañado por una mala dieta y también por deficiencias del aminoácido taurina. Todos los tónicos hepáticos efectivos deben contener taurina y lecitina así como también hierbas benéficas para el hígado (ver página 54).

Los pigmentos biliares como la bilirrubina le dan a la bilis un color amarillo-verde. Si los conductos biliares o las células del hígado están dañados, la bilirrubina no puede ser excretada en la bilis (tampoco en los intestinos), y los pigmentos de ésta aumentan en el cuerpo dando a la piel y a los ojos un color amarillento (ictericia).

**El hígado desempeña múltiples funciones y realiza una gran cantidad de funciones metabólicas y reguladoras. Vamos a ver algunas que lo asombrarán.**

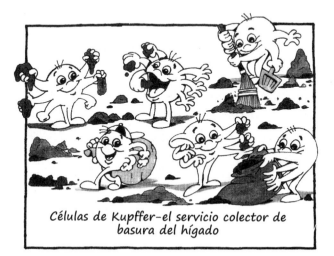

Células de Kupffer–el servicio colector de basura del hígado

# El hígado

1.- Regula el metabolismo de los carbohidratos, transforma la glucosa en glucógeno para ser almacenar en el hígado. El glucógeno en el hígado puede liberar glucosa en la sangre para mantener el nivel de azúcar normal cuando es necesario. Si el cuerpo tiene un bajo nivel de carbohidratos, el hígado puede producir más carbohidratos de las grasas o de las proteínas.

2.- Tiene funciones de almacenamiento, almacena glucógeno, vitaminas A y D, hierro y cobre y muchas vitaminas del complejo B (incluida la vitamina B12).

3.- Regula el metabolismo de las proteínas, el hígado produce muchas proteínas del cuerpo como la albúmina, sintetiza factores de coagulación como protrombina y fibrinógeno que coagulan la sangre cuando es necesario. El hígado elabora la globulina ligadora de hormonas sexuales (SHBG) que es una proteína que aglutina las hormonas sexuales esteroideas. Un hígado sano es esencial para el deseo sexual (líbido) y si su hígado está produciendo una excesiva cantidad de proteína SHBG su líbido disminuirá. ¡Muchas personas que han seguido la DLH me han dicho que su líbido ha mejorado!

El hígado elabora muchas proteínas con la finalidad de transportar substancias (grasas, hierro, hormonas, y fármacos) en la corriente sanguínea. Una proteína del hígado en particular, llamada Lipoproteína de Alta Densidad es medida frecuentemente en los análisis de sangre, un nivel alto de la misma resulta beneficioso por que reduce el riesgo de sufrir enfermedades cardíacas. Este efecto se debe a que esta proteína (HDL) transporta colesterol que esta en las paredes de los vasos sanguíneos y lo retorna al hígado para ser excretado. Por eso se requiere de un hígado sano, para tener vasos sanguíneos sanos.

4.- Desintoxica muchas sustancias tóxicas ya sea por las células de Kupffer o agregando a la toxina una sustancia química para eliminarla o desactivarla. Metaboliza o bio-transforma fármacos, hormonas esteroides y productos de desecho del cuerpo como el tóxico amoníaco. El amoníaco se forma en el cuerpo por la descomposición de las proteínas y un hígado sano es capaz de transformarlo en urea que es expulsada por los riñones. El sistema enzimático más importante en el proceso de desintoxicación del hígado es el citocromo P-450-dependiente del sistema microsomal oxidasa.

Afortunadamente, usted no necesita recordar este sistema de enzimas hepáticas, pero es importante saber que éste es altamente dependiente de la vitamina C y la taurina y la mayoría de nosotros no obtenemos lo suficiente de ambas.

Hoy más que nunca en la historia de la humanidad, los seres humanos necesitamos tener hígados sanos para trasformar los miles de químicos tóxicos que insidiosamente se han expandido en nuestro medio ambiente y en la cadena alimenticia. El hígado es la entrada principal al cuerpo, y en esta era de la química, sus sistemas de desintoxicación son sobrecargados fácilmente. Las plantas están fumigadas con químicos tóxicos y los animales reciben potentes hormonas y antibióticos.

La sangre fluye por la sinusoide, la célula hepática y la célula de Kupffer la limpian.

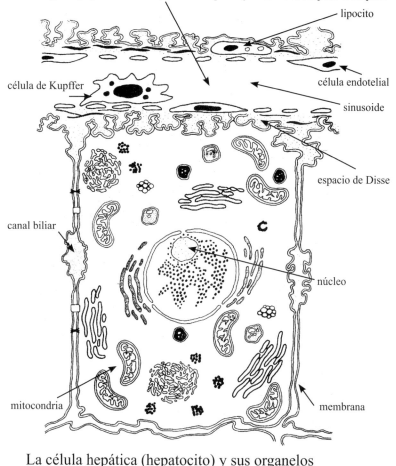

La célula hepática (hepatocito) y sus organelos

## El hígado es nuestro limpiador interno

Bajo el microscopio, el hígado aparece como un enorme filtro o tamiz, el cual está diseñado para remover materia tóxica como células muertas, células cancerosas, microorganismos, químicos, glóbulos de grasa y sedimentos de la corriente sanguínea que circula por el filtro del hígado.

Muchos de los químicos tóxicos que entran al cuerpo son liposolubles, es decir, que se disuelven solamente en soluciones grasas y no en agua. Los químicos solubles en grasa tienen una alta afinidad con los tejidos adiposos y las membranas celulares que están hechas de sustancias grasas. En estas partes grasas del cuerpo se pueden almacenar toxinas durante muchos años y son liberadas durante épocas de estrés, ejercicios o ayunos. Durante la liberación de estas toxinas pueden aparecer síntomas como dolores de cabeza, falta de memoria, dolores de estómago, náuseas, cansancio, mareos y palpitaciones.

El hígado está diseñado para convertir los químicos solubles en grasa, en químicos solubles en agua, de tal manera que los químicos pueden ser excretados del cuerpo por medio de fluidos líquidos como la bilis, transpiración y orina. Esta conversión es realizada por un complejo sistema de enzimas que existe dentro de las células hepáticas.

Si estos caminos de desintoxicación se sobrecargan, habrá una acumulación de químicos tóxicos en el cuerpo. Muchas de esas toxinas que son solubles en grasa se acumulan en órganos grasos, tales como el cerebro y glándulas endócrinas (hormona).

El resultado de esta acumulación de toxinas pueden manifestarse con síntomas de disfunción del cerebro y desequilibrios hormonales como infertilidad, dolores en los senos y tumores, alteraciones en la menstruación, cuenta espermática baja, agotamiento de la glándula adrenal y menopausia temprana. Una gran cantidad de estos químicos son cancerígenos y están implicados en la creciente incidencia de muchos cánceres.

Si el filtro del hígado y/o las vías de desintoxicación se sobrecargan, toxinas, células muertas, células cancerígenas, glóbulos de grasa y microorganismo, aumentarán a un nivel indeseable en el torrente sanguíneo. Esta condición elevará la carga de trabajo del sistema inmunológico.

El sistema inmunológico se sobrecarga e irrita causando la producción excesiva de químicos que provocan inflamación y, en algunos casos, auto-anticuerpos ya que está en estado de hiper-estimulación. Es probable que aparezcan síntomas de disfunción inmunológica, como por ejemplo alergias, enfermedades inflamatorias, glándulas inflamadas, infecciones recurrentes, síndrome de fatiga crónica o enfermedades auto- inmunes.

Hoy en día, la disfunción inmunológica es común en un medioambiente sobrecargado de químicos y es exacerbada por el desequilibrio nutricional de dietas de alto contenido graso y por los alimentos procesados. Desafortunadamente los síntomas de disfunción inmunológica son tratados, frecuentemente, con medicamentos supresores y raramente alguien piensa en el hígado. Es decir que hay un increíble descuido, porque la forma más simple y más eficiente para limpiar la corriente sanguínea y disminuir la carga de trabajo del sistema inmunológico, es mejorar las funciones del hígado.

# Capítulo 5

## Los Doce Principios Vitales para Mejorar la Función de su Hígado

### Uno

**Escuche a su cuerpo-** si no tiene apetito, no coma; beba un jugo fresco, un pedazo de fruta, una pequeña ensalada cruda o simplemente beba un vaso de agua. Esto aplica incluso en las horas de comida, mientras usted está haciendo la DLH. Sin embargo, si tiene hambre y éste no está satisfecho usted debe comer para no provocar hipoglucemia o una úlcera.

Muchas personas organizan sus comidas en un horario fijo y, por ejemplo, desayunan a las 8 hrs., almuerzan a las 13 hs. y cenan a las 19 hs. llueva o salga el sol, tengan apetito o no. En realidad, es mucho más saludable organizar el horario de comidas de acuerdo a nuestro deseo de comer, tal y como lo hacen los niños, y no hacer tanto caso al reloj. Si usted tiene el hábito de comer en un horario fijo y no siente apetito, su hígado trabajará demasiado y básicamente sufrirá un desgaste y maltrato excesivo, tal y como se hace cuando se abusa de una articulación artrítica.

Mucha gente, especialmente aquellos que crecieron durante la depresión de la Segunda guerra mundial, tenían un sentimiento de culpa, aún después de haber saciado su apetito, si no se terminaban de comer todo lo servido en el plato. En otras palabras, por el bienestar de su hígado, no siga este ejemplo, es mucho mejor dejar de comer una vez que se siente satisfecho.
Una sugerencia importante es que "deje de destruir a su hígado" llevándolo a un estado de agotamiento prematuro y así agregará muchos años a su vida.

### Dos

**Beba por lo menos de ocho a doce vasos de agua filtrada por día** ya que esto ayuda a limpiar el hígado, los riñones y ayuda a perder peso. Su cuerpo requiere pequeños y frecuentes sorbos de agua, de lo contrario sus células se encogerán por deshidratación y sus membranas se secarán. ¿Cómo lucen sus plantas si usted se olvida de darles agua? Cansadas y marchitas, y así es como se ven sus células bajo el microscopio cuando carecen de suficiente agua.

Además, si usted bebe suficiente agua, reducirá la posibilidad de enfermedades degenerativas. Existe una alta incidencia de la enfermedad de Alzheimer en personas que no beben suficiente agua. Durante el día, tome agua con frecuencia y evite consumir gran cantidad de líquidos con las comidas.

# Tres

Evite comer grandes cantidades de azúcar, especialmente azúcar refinada ya que el hígado las transformará en grasa.

El exceso de azúcares refinados se convierte en grasas, como por ejemplo colesterol y especialmente triglicéridos, estas aumentan dentro de las células causando una degeneración adiposa de los órganos como el hígado, corazón, riñones y arterias o se depositan en zonas adiposas como muslos, nalgas y abdomen. Eventualmente, los triglicéridos de la sangre aumentan mucho y esta condición está asociada a un elevado riesgo de sufrir enfermedades cardiovasculares.

Evite usar edulcorantes artificiales (especialmente aspartame) usado en las "Diet-colas" y algunos alimentos para diabéticos, son tóxicos para el hígado y causan hipoglucemia y fatiga. **Si usted desea algo dulce** consuma fruta cruda y fresca o fruta seca, miel, stevia (una hierba naturalmente dulce) o melazas orgánicas. Azúcares y harinas refinados generan un trabajo excesivo en el hígado, y genera un campo propicio para el crecimiento y proliferación de bacterias nocivas y hongos en el cuerpo (candida es un ejemplo).

La miel sin refinar contiene substancias antibióticas naturales que inhibe el crecimiento de estos organismos indeseables.

Si usted quiere observar la diferencia entre miel natural sin refinar y mermeladas o jaleas hechas con azúcar, tome un frasco de cada uno, saque la tapa y déjelos abiertos por una semana en su alacena. Usted encontrará que la miel se mantiene sin contaminar mientras que la mermelada estará densamente cubierta por moho, un cultivo nocivo para su salud. El mismo resultado tendrá en sus intestinos, y por eso le aconsejo que evite las mermeladas, jaleas y dulces con conservas dulces mientras está en la DLH.

Si usted tiene adicción al chocolate, pruebe con chocolate negro de alta calidad o el sustituto del chocolate de algarroba, que lo puede encontrar en cualquier tienda naturista. La algarroba es una vaina larga que contiene una pulpa gomosa de gusto muy similar al chocolate, es el fruto del árbol de algarrobo. Es particularmente bueno para utilizarlo como cobertura en galletas de arroz.

El halvah es otro dulce que se puede encontrar en almacenes naturistas y está elaborado con semillas de ajonjolí, miel y vainilla, puede tener almendras y fruta seca. Las frutas secas y las nueces crudas son otra alternativa y también el orozuz o regaliz.

Si usted no se resiste a los helados, no se desespere, en la DLH no se pueden consumir productos lácteos, tampoco se pueden consumir helados hechos con crema de leche, éstos pueden ser sustituidos por fruta congelada, los sorbetes o los helados hechos de cualquier fruta. Colóquelos en un cono para helados de crema o cucurucho y no notará la diferencia.

Sin embargo, recuerde que aunque lo recomendado anteriormente contiene azúcares naturales, estas siguen siendo perjudiciales para el hígado si se consumen en exceso, en cuyo caso el hígado convertirá en grasa. Una gran ventaja en la DLH es que después de seguir esta dieta por unas semanas, su incontrolable deseo de comer azúcares disminuirá naturalmente.

Stevia, la hierba dulce natural puede ser usada para endulzar el té, café o postre y reemplazarla por azúcar en la mayoría de las recetas. La stevia nutre el páncreas y no contiene ninguna caloría. Es ideal para aquellas personas con diabetes o hígado inflamado.

# Cuatro

No se obsesione contando las calorías ya que éste no es el objetivo de la DLH. Si usted selecciona los alimentos y planea el menú de comidas de la DLH, el funcionamiento de su hígado mejorará gradualmente y como consecuencia perderá peso. Hay muchas personas que no pueden mantener una dieta porque la energía mental requerida para medir cada porción de comida y contar las calorías es muy tedioso. En la DLH, no hay que contar calorías, el trabajo ya está hecho por usted y nos hemos asegurado que los menúes sean nutritivos, balanceados y que contengan suficientes calorías para satisfacer las necesidades de un adulto moderadamente activo. Si usted tiene más de sesenta años, o si está inactivo, o si siente que las comidas son muy abundantes; por favor, reduzca el tamaño de las porciones de acuerdo a su necesidad.

Manténgase fiel a los alimentos contenidos en la DLH y no se equivocará, siempre y cuando haga caso a las señales de apetito de su cuerpo. Mucha más gente muere en el mundo por comer de más que por comer de menos, así que trate de comer menos, es decir, una vez que este satisfecho pare de comer. Ignore la balanza del baño ya que el propósito de la DLH es limpiar su cuerpo y rejuvenecer todo su metabolismo y no solo el perder peso. Es decir que la reducción de peso ocurrirá con el mejoramiento de las funciones hepáticas durante el período de las ocho semanas de la DLH. ¿Para qué estresarse mirando la balanza?

Los kilos que se bajan, varían considerablemente de acuerdo a la persona y a la edad. Por eso, si usted se compara con algún amigo que también esté haciendo esta dieta, corre el riesgo de sentirse frustrado debido a estas inevitables diferencias. Es probable que su pérdida de peso se detenga en cualquier momento dentro de este período en la DLH. Esta fase o nivel de estancamiento en la pérdida de peso, se puede extender entre dos y seis semanas. Durante esta etapa, la DLH sigue trabajando, aunque la reducción de peso no ocurra a causa de los cambios metabólicos intracelulares que deben ocurrir antes que se reinicie el proceso de pérdida de peso. Una vez que se reinicie el proceso de pérdida de peso se dará con mucha más fuerza. Si ignora la balanza, o mejor aun, si se la regala a su enemigo, no notará el periodo de estancamiento de la pérdida de peso y de esa forma evitara frustrarse, aumentando las posibilidades de permanecer en la dieta por más tiempo.

# Cinco

**Evite alimentos que le produzcan alergias** o que usted ya sabe por experiencia que le hacen mal. Si tiene un sistema digestivo débil y se siente hinchado/a y pesado/a después de las comidas, puede tomar tabletas de enzima digestivas. Estas tabletas (o polvo) contienen pepsina, bromelina, clorhidrato de ácido glutámico, papaina y extractos pancreáticos (algunas personas encuentran que son muy útiles).

Otro consejo para las personas que tengan mala digestión, ustedes deberían empezar cada comida con algo crudo, por ejemplo, comenzar el desayuno con uno o dos trozos de fruta cruda, el almuerzo y la cena con una ensalada de verduras crudas, estos alimentos contienen enzimas vivas que suplementarán sus propias enzimas para mejorar su digestión.

Además, recuerde que la digestión comienza con la saliva que se mezcla con los alimentos en la boca, por eso, siempre mastique su comida lenta y completamente.

A medida que envejecemos la producción de ácido clorhídrico del estómago se vuelve inadecuado para una digestión eficiente de proteínas y se puede controlar tomando sorbos de un vaso chico con agua y con una cucharadita de vinagre de manzana durante cada comida.

Los alimentos que probablemente le puedan causar irritación intestinal y síntomas del intestino irritable son el trigo y los productos lácteos (leche, mantequilla, queso, crema y helado). Esto se debe a que el trigo y los productos lácteos contienen proteínas reactivas, gluten y lactosa, y mucha gente se siente menos inflamada cuando evitan completamente estos alimentos. No tome café en exceso ya que resulta tóxico para el hígado. Mientras esté en la DLH limítese a dos tazas de café por día o, mucho mejor, evítelo por completo. El café fresco natural recién molido es más saludable que el café instantáneo. En cambio, si opta por los descafeinados, evite las marcas que usan químicos para remover la cafeína.

## Seis

**Tome conciencia de la higiene intestinal** ya que el hígado debe filtrar y destruir cualquier bacteria y virus presente en nuestra comida. Si el hígado recibe demasiados organismos hostiles y bacterias peligrosas como salmonela, E coli o shigella, estos agentes infecciosos pueden invadir nuestro torrente sanguíneo, enfermándonos seriamente.

Para reducir este riesgo, coma solamente alimentos frescos y evite consumir alimentos recalentados ya que las bacterias se reproducen en comida cocinada que guardamos, especialmente carnes. Nunca recaliente una comida más de una vez. Evite la comida rápida y la comida para llevar, especialmente carnes porque probablemente no estén frescas. Siempre lave sus manos antes de comer. Evite comidas que contengan huevos sin cocinar, a menos que usted tenga la certeza de que los huevos hayan estado refrigerados.

Cuando viaje a países en vías de desarrollo, evite comer verduras, hortalizas y frutas sin pelar; evite consumir comida cruda, mariscos y ostras ya que éstas pueden estar contaminadas con diferentes microorganismos capaces de crear gastroenteritis. Es muy prudente evitar comer ensaladas (a menos que usted las prepare) en países o regiones donde las verduras son lavadas con agua contaminada. El agua para beber tiene que ser hervida o embotellada con la tapa de seguridad (la carbonatada es la más segura).

Mucha de comida empaquetada y procesada que se encuentran en las estanterías de los supermercados, se mantienen "comestibles" solo por que están saturadas de conservadores pero aun así están llenas de organismos nocivos en estado latente. Tan pronto como estos alimentos preservados llegan a sus intestinos, los conservadores desaparecen y los microbios comienzan a reproducirse dentro del intestino.

Hemos visto casos severos de intoxicación por consumir carnes delicattessen conservadas como salchichas, jamón, carnes ahumadas, carnes envasadas en latas, panzeta y pizzas con carnes y, en algunos casos, estas infecciones pueden resultar fatales. Durante este programa de limpieza, hay que evitar todos estos productos, las carnes conservadas producen una carga digestiva y bacteriana muy pesada, tanto en el hígado y como en los intestinos.

# Siete

**No coma si usted está estresado/a** o se siente ansioso/a ya que durante estos estados la corriente sanguínea es desviada de los intestinos y el hígado hacia otras áreas del cuerpo. Si come durante este período es muy probable que se produzca inflamación abdominal y una mala digestión.

# Ocho

**Busque si hay productos orgánicos frescos, libres de pesticidas en la zona donde vive.** En los almacenes naturistas más próximos a su domicilio le informarán y además muchos ofrecen servicio a domicilio. Pregunte a su carnicero si vende carnes orgánicas o dónde puede comprarlas. Siempre compre pollos y huevos frescos de granja ya que este tipo de productos contienen menos pesticidas, menos hormonas, menos antibióticos y menos grasas saturadas. Compre productos que contengan ingredientes naturales y evite aquellos que son procesados y que contienen químicos artificiales como conservantes, colorantes, saborizantes y edulcorantes artificiales. Por eso, usted necesita comprar en los mercados de frutas y verduras con mayor frecuencia; en las pescaderías, carnicerías y tiendas de productos dietéticos, y menos en los supermercados, a menos que éstos incluyan secciones de productos naturales y libres de químicos artificiales.

# Nueve

**Obtenga diariamente sus proteínas de diferentes fuentes y no solamente de productos animales como carne, lácteos y huevos.** La DLH incluye pollos (preferentemente de granja, de corral o camperos), pescados y huevos sin embargo, en esta dieta hay muchas comidas hechas con legumbres, granos, cereales, nueces y semillas de donde usted puede obtener las proteínas. Usted pude obtener proteínas de primera clase si combina tres alimentos contenidos en los siguientes cuatro grupos: granos, nueces, semillas y legumbres en UNA comida. Estas proteínas de primera clase son tan completas como las proteínas de productos animales y contienen los ocho aminoácidos esenciales (es requisito combinarlas correctamente). Los granos son: trigo, alforfón, arroz, cebada, centeno, avena, mijo, espelta, kamut, quinoa, amaranto y otros que tal vez su tienda naturista tenga.

Si usted tiene el síndrome del intestino irritable o alergias intestinales, tal vez el trigo le produzca una mala reacción y en ese caso el arroz es la mejor alternativa.

Dentro de las legumbres encontramos diferentes tipos de frijoles (como por ejemplo la soya, frijoles adzuki, frijol blanco, frijol lima, frijoles comunes etc.), chícharos, garbanzos y lentejas; todas proveen de valiosas proteínas, ácidos grasos esenciales, fibra, fitohormonas, calcio, hierro, magnesio, zinc y vitaminas del complejo B.

En general, la gente no consume suficientes legumbres, quizás porque encuentran difícil prepararlas. Aquí hay algunos consejos para hacerlas en forma simple y fácil de digerir, use solamente buena calidad de frijol y descarte aquellos que estén encogidos y/o descoloridos. Luego, enjuáguelas en un tamiz y póngalas en remojo durante la noche, de doce a veinticuatro horas (se necesitan cuatro medidas de agua por una de frijoles). Ciertos frijoles como el de soya se cuecen mejor en ollas de presión. Cuando estén listos para cocinarlas, colóquelas en una cacerola grande con agua (cinco centímetros por encima de los frijoles) y llevarlas rápidamente al punto de ebullición removiendo cualquier espuma o telilla que se forme en la superficie. Continúe cocinando hasta que los frijoles estén blandos.

Si usted está muy ocupado, es aceptable usar legumbres enlatadas. Hay muchas opciones para elegir, como frijoles cocidos, garbanzos, frijoles con chile, frijoles negros, mezclas de tres o cuatro tipos diferentes de frijoles, habas y lentejas. Es muy importante que elija marcas de legumbres enlatadas que no contengan azúcar, ni saborizantes químicos, ni colorantes.

Otra alternativa es cultivar brotes de las legumbres y usarlos en ensaladas. Es fácil hacerlo en casa, en un alfeizar o en una bandeja especial para cultivar brotes, estos implementos están disponibles en los supermercados o tiendas de plantas.

Los brotes de legumbres y semillas incrementan mucho el nivel nutritivo y las propiedades de limpieza del hígado ya que el proceso del cultivo de brotes aumenta su contenido de vitamina C, aminoácidos, y ácidos grasos. Alternativamente, usted puede comprar brotes de cualquier legumbre o semillas en los supermercados, pero mire si estos son frescos y no están enmohecidos.

Las semillas son una excelente fuente de ácidos grasos esenciales, de proteínas, fitohormonas y fibras y son parte de la DLH. Recomiendo las semillas de lino (linaza), de girasol, de ajonjolí y de calabaza. Para la mayoría de la gente es mejor consumirlas en forma triturada utilizando un molinillo de café o una buena procesadora para molerlas; de lo contrario, pueden resultar muy indigestas, especialmente las semillas de linaza.

Una excelente forma de aumentar el consumo de los saludables ácidos grasos esenciales y proteínas es hacer una mezcla con semillas de lino (linaza), semillas de girasol y almendras (LGA), pasándolas por el molinillo de café para hacer un fino, delicioso y dulce polvo con mucho sabor almendrado. Este polvo puede ser usado en ensaladas, frutas, verduras, cereales o cualquiera de los licuados saludables que usted encontrará en la DLH.

Coloque tres medidas de semillas de lino (linaza), dos medidas de semillas de girasol y una medida de almendras. Si usted consume esta mezcla con regularidad, usted jamás sufrirá de constipación. En casos de radicales constipación, agregue diariamente dos o tres cucharadas de cáscara de psyllium a la mezcla de estas semillas. ¡Esta combinación de LGA es también un excelente alimento para el cerebro, ayudará a todos aquellos con mala memoria! FiberTone es una excelente fibra natural sin gluten para aquellas personas que sufren del síndrome del intestino irritable o de constipación, pude hablar al 623-334-3232 para más información.

Las nueces (incluidas las castañas, avellanas, almendras, macadamias) son muy ricas en grasas insaturadas y deben ser consumidas solamente frescas y crudas. Si éstas han estado mucho tiempo descascaradas y expuestas al aire, esto causará que sus aceites se rancien perdiendo sus beneficios. Compre nueces que están preferentemente empacados en bolsas selladas con la fecha de vencimiento o cómprelas en su cáscara. Si usted usa diferentes combinaciones de legumbres, semillas, nueces y cereales como fuente de proteínas, se aconseja no consumirlas junto con carnes o huevos si usted tiene un sistema digestivo débil o lento.

## Diez

**Elija sus panes y acompañamientos con prudencia.** Es importante comer solamente panes de buena calidad en esta dieta ya que proveen de fibra, minerales y vitamina del complejo B. En otra época, el pan estaba hecho por el panadero del barrio que utilizaba ingredientes simples como harina agua, levadura y sal. Hoy en día, la mayoría de los panes que encontramos en los supermercados están hechos con métodos de producción masiva, en los que usan elementos como aceites vegetales hidrogenados, bromato de potasio, bifosfato disódico de dihidrigeno, ácido monoacetiltartárico, azodicarbonamida y otros químicos artificiales que su extenuado hígado debe metabolizar.

Además, la gran cantidad de levadura, procesos de fermentación rápida y "mejoradores" encontrados en estos panes de producción masiva, causan inflamación y pueden provocar el síndrome del intestino irritable. Los panes de color café del supermercado pueden ser simplemente pan blanco coloreado con caramelo artificial. Por esta razón y si usted está en la DLH, le sugiero que vaya a una tienda naturista y compre pan libre de químicos artificiales.

Las personas que tienen el síndrome del intestino irritado deberían consumir panes hechos en molinos de piedra ya que la textura del pan es fina y no contiene granos en pedacitos. Es importante variar los diferentes tipos de panes que consume para reducir las alergias, pruebe pan de centeno, maíz, avena, arroz, cebada y otros disponibles en los almacenes naturistas. Para algo más liviano pruebe galletas de arroz, galletas de centeno o pan de Pita (sin levadura). Si usted es alérgico a la levadura pruebe panes libres de ésta o pan de molde hecho con masa fermentada.

Mientras esté en la DLH es esencial que evite margarinas y/o mantequilla para el pan. Si está tratando de perder peso y continúa consumiendo estos productos, adelgazar resultará un trabajo muy arduo y una batalla frustrante. ¡Sin embargo, después de unas semanas en esta dieta usted no los extrañará!

Si a usted le agrada mucho el pan con mantequilla, mermelada, etc., existen diferentes alternativas que puede optar en la DLH. Por ejemplo, aguacate fresco, pasta de nueces, humus y tahini, todos ellos contienen ácidos grasos esenciales naturales muy buenos para su hígado. El tahini es una pasta con semillas de ajonjolí y tiene un alto contenido de minerales, especialmente calcio.

El humus es una pasta hecha de garbanzos, semillas de ajonjolí y ajo y le da un sabor muy bueno a los sándwiches. Experimente con todas estas opciones y tendrá una gran variedad. El humus o el tahini con el pan son una buena fuente de proteínas. Usted puede preparar su propio humus (página 127), o puede comprarlo en un almacén naturista o en el supermercado.

## Once

**Evite la constipación** comiendo muchas frutas y verduras **crudas**, y tomando regularmente agua durante el día.

Usted puede preparar un desayuno nutritivo alto en fibra, con cereales como avena, pepitas, semillas de girasol, semillas de lino, semillas de ajonjolí, almendras picadas, frutas secas, salvado de avena, salvado de arroz y gránulos de lecitina. Utilice una taza de cada uno, pase todas las semillas por un molinillo de café o moledor de granos (si no tiene, pida en la tienda naturista que las trituren). Esta mezcla junto con los cereales le durará unas cuatro semanas si lo guarda en el refrigerador. Para obtener un beneficio extra agregue una cucharada de FiberTone a cada plato de desayuno. El FiberTone es un súper alimento sin gluten altamente benéfico para la salud del colon. Si evita la constipación, evitará el crecimiento de microorganismos perjudiciales en su intestino grueso. Para aumentar la cantidad de buenas bacterias benéficas como acidóphilus y lacto bacilos en sus intestinos, puede tomar estas bacterias en forma de polvo o consuma yogurt de soya.

Si usted está muy interesado, puede comprar una yogurtera y hacer su propio yogurt con leche de soya (las yogurteras son fáciles de conseguir a precios razonables).

Para la preparación del yogurt, use un litro de leche de soya tibia, agregue tres cucharadas de cualquier yogurt natural con acidophilus y bifidus para el cultivo.

En esta dieta, es preferible que usted no consuma productos lácteos durante ocho semanas, incluido el yogurt de leche de vaca. He podido observar que muchos pacientes con constipación también tienen dispepsia, reflujo, ardor de estómago, indigestión; si usted tiene algunos de estos problemas, evite el consumo de medicamentos antiácidos que contengan el metal tóxico, aluminio. En lugar de éstos, use antiácidos más seguros que contengan carbonato de calcio, carbonato de magnesio, jugo de aloe vera, hierbas como reina del prado (filipéndula ulmaria), hidrastis, menta y olmo en polvo. El té hecho de manzanilla y menta alivia el ardor de estómago.

## Doce

**Evite grasas saturadas o dañadas** porque perjudican a su hígado cuando se consumen regularmente. Estas grasas nocivas pueden ocasionar daño en este órgano, aumentando las posibilidades de desarrollar un hígado graso (esteatósis hepática), similar al daño observado en aquellos afectados por consumo excesivo de alcohol.

Muchas personas que cuidan su peso, tratan de seguir una dieta completamente libre de grasas creyendo que así acelerarán la pérdida de peso, pero si hacen este programa durante cuatro semanas o más, comenzarán a aparecer síntomas de deficiencia de ácidos grasos esenciales. Y más aún, si usted excluye completamente las grasas sanas (ácidos grasos esenciales) de su dieta, su metabolismo funcionará más despacio, lo que ocasionará un aumento de peso.

Los síntomas de deficiencia de ácidos grasos esenciales incluyen: piel seca y picazón, eczema, pérdida del cabello, dolores en las articulaciones, reducción en la fertilidad, aumento en el riesgo de aborto, depresión, mala memoria, metabolismo lento con tendencia a aumento de peso, reducción en las funciones inmunológicas, desequilibrios hormonales, degeneración del hígado, fatiga, problemas circulatorios, enfermedades degenerativas, incremento en el índice de envejecimiento y triglicéridos altos. Obviamente estos ácidos grasos esenciales son vitales para un normal funcionamiento del metabolismo y definitivamente usted no querrá tener deficiencia de ellos.

Veo miles de personas obesas y siempre tomo los detalles de su dieta, anoto lo que el paciente come exactamente en un día promedio. Siempre encuentro que el equilibrio de grasas en sus dietas no es favorable para el funcionamiento sano del hígado y trato de eliminar las grasas dañinas de sus dietas. Muchos de estos pacientes obesos no comen excesiva cantidad de comida o calorías; el problema se debe solamente al consumo de grasas incorrectas y al consumo de azúcar que ponen una carga muy pesada para el hígado.

El hígado es el órgano más importante del cuerpo en el proceso de quemar grasas y si usted lo obstruye con grasas dañinas, éste será incapaz de realizar sus funciones metabólicas; es decir que el metabolismo entero sufrirá y reducirá su eficiencia. Como resultado, usted aumentará de peso con facilidad, especialmente alrededor del abdomen.

El hígado toma las grasas excesivas y las transforma en colesterol, que a su vez se transforma en bilis y es eliminada por los intestinos. Si su dieta es alta en fibra, este exceso de grasas se desechará del cuerpo por medio de las acciones intestinales. Así, en una forma simple, podemos decir que un hígado sano saca la grasa del cuerpo y de esta manera se mantiene delgado. La DLH estimula el proceso de eliminación de grasas, y hace más fácil el perder los depósitos de grasa difíciles de eliminar, aún en personas que han estado con exceso de peso por años.

Un hígado sano también produce un recubrimiento especializado las grasas llamada lipoproteína, esto permite que la grasa  circule por el torrente sanguíneo. Si el hígado no puede hacer este trabajo eficientemente, las grasas se acumularán en este órgano provocando lo que se conoce como hígado graso (esteatósis hepática), y una vez que esto ocurre, es muy difícil perder peso.

Es por eso que, consumir alimentos inadecuados para el hígado causará un desequilibrio en la capacidad del mismo para producir las lipoproteínas y como resultado, usted tendrá demasiadas lipoproteínas de baja densidad e insuficientes lipoproteínas de alta densidad siendo esta ultimas las que requerimos.

Esta condición aumentará el riesgo de arterias bloqueadas (arterosclerosis), enfermedades al corazón, derrame cerebral o apoplejía y alta presión sanguínea.

Ahora usted puede ver la importancia y necesidad de tener un hígado sano para reducir el riesgo de enfermedades cardiovasculares, las cuales son la causa principal de muertes en nuestra sociedad.

**El tipo de grasas que usted consume diariamente es extremadamente importante para su salud y longevidad, y tendrán una gran influencia en el funcionamiento de su hígado y en su peso. Por esta razón, veremos en más detalle las grasas que son buenas y la que son malas.**

# Entendiendo a las grasas comestibles

## Grasas sanas

Estas grasas son llamadas ácidos grasos esenciales (AGE) por dos razones:

1.- Son esenciales en la dieta porque el cuerpo no las puede producir.
2.- Son esenciales para la salud.

Los ácidos grasos esenciales son el mayor componente de las membranas celulares y de los pequeños órganos metabólicos dentro de cada una de ellas (diagrama de la página 35). La deficiencia de estos ácidos grasos en las paredes de nuestras células y en la de los órganos internos de las mismas, da lugar a perforaciones, por donde hay fugas y una pobre transferencia de energía. Así es como nuestro metabolismo se vuelve más lento y aumentamos de peso. Además, los ácidos grasos esenciales permiten que la membrana celular elimine toxinas, función vital en las células hepáticas (hepatocitos y células de Kupffer) para limpiar la sangre del material tóxico. Los ácidos grasos esenciales mantienen las barreras de las células fuertes y así mejoran la eficiencia del sistema inmunológico. Asimismo, dos tercios del peso del cerebro están formados por los ácidos grasos esenciales y por esa razón son tan necesarios para reducir el riesgo de demencia, incluida la enfermedad de Alzheimer.

*Veamos los nombres y las fuentes de los deseados ácidos grasos esenciales (AGE)*

# AGE omega 6

**Ácido Linoleico (AL) y ácido Gamma-Linoleico (AGL)**

Estos ácidos grasos esenciales insaturados se encuentran en las semillas de cártamo, semillas de girasol, semillas de cáñamo, semillas de linaza, semillas de ajonjolí, semillas de calabaza, nueces, frijoles de soya, aceite de prímula, aceite de borraja, aceite de semilla de grosella negra, spirulina y lecitina. El ácido Dihomogamma Linoleico es otro ácido graso Omega 6 encontrado en la leche materna humana. Muchas personas, especialmente aquellas con mal funcionamiento del hígado, no adquieren suficientes ácidos grasos Omega 6 en sus dietas y además puede haber diferentes requerimientos para la salud óptima según el individuo, especialmente en aquellos con enfermedades crónicas.

El requerimiento diario de Omega 6 puede variar de tres a dieciocho gramos diarios. Al seguir esta dieta usted obtendrá la cantidad necesaria y para ello será imprescindible el uso de un buen molinillo para triturar semillas. Puede optar por un molinillo de café económico y éste hará el trabajo muy bien. Cuando usted se sienta con apetito, puede optar por esta alternativa.

# TABLA DE FUENTES Y FUNCIONES DE LOS ÁCIDOS GRASOS

Esta tabla muestra algunos de los ácidos grasos seleccionados junto con los tipos de prostaglandinas que ellos producen, el efecto que tienen en el cuerpo y las fuentes alimenticias que los brindan. El equilibrio correcto de estos ácidos grasos (mayor cantidad de omega-3 y omega-6 y menor cantidad de ácido araquinodico), es necesario para crear un equilibrio óptimo de prostaglandinas en el cuerpo. Las prostaglandinas son hormonas que podemos definirlas como hormonas mensajeras.

| *Familia de prostaglandina producida por estos ácidos grasos esenciales* | *Acciones de estas prostaglandinas prostaglandinas* | *Fuente alimenticia de estos ácidos grasos esenciales* |
|---|---|---|
| **ACIDOS GRASOS ESENCIALES OMEGA-6** | | |
| PG1 (deseable) | Reduce dolores e inflamaciones; mejora la piel; aumenta la energía y vitalidad | Leche materna, ajonjolí, cártamo alazor, semillas y aceite de algodón y girasol (prensado en frío); maíz y aceite de maíz; frijol de soya; nueces crudas; legumbres; verduras de hojas verdes; semillas y aceite de grosella negra; aceite de prímula; aceite de borraja; aceite de grosella; spirulina, lecitina. |
| **ACIDOS GRASOS ESENCIALES OMEGA-3** | | |
| PG3 (deseable) | Reduce dolores e inflamaciones; ayuda a la circulación | Pescado fresco de océanos profundo y fríos (por ejemplo, makarela, atún, arenque, pez espada, lenguado, sardinas, salmón); trucha arco iris; lobina. El pescado no se debe freír. También, aceite de semillas de lino, semilla y aceites de calabaza y de grosella negra; aceite de hígado de bacalao; ostras; camarones; verduras de hoja verde, frijoles de soya; aceita de canola; germen de trigo; brotes de trigo; cápsulas de aceite de pescado; vegetales de mar frescos (macroalgas). |
| **ACIDOS GRASOS NO ESENCIALES OMEGA-6 (ACIDO ARAQUIDONICO)** | | |
| PG2 (indeseable) | Cantidad excesiva puede agudizar dolores e inflamación y puede resultar en plaquetas viscosas | Carnes rojas con grasa; productos lácteos de leche entera; carnes con conservantes; comida frita; comida procesada. |

# Omega 3 (AGE)

**Ácido Alfa-Linoleico (ALA/LNA), Ácido Eicosapentaenoico (EPA) y Ácido Docosahexaenoico (ADH/DHA).**

Estos ácidos grasos esenciales insaturados son aún más beneficiosos que los del grupo Omega-6 y la mayoría de las personas no obtienen suficiente cantidad de estos ácidos grasos en sus dietas como para tener una salud óptima. El ALA se encuentra en semillas de lino (linaza), semillas de cáñamo, canola, frijoles de soya, nueces, semillas de calabaza, chia y kukui y verduras de hoja verde oscuro.

EPA y DHA se encuentran en pescados de aguas frías y animales marinos como sardinas, atún, trucha, makarela y salmón. El aceite de la serpiente, común en la medicina tradicional china, obtiene sus propiedades curativas de su contenido de AGE Omega 3.

Ciertos órganos de animales terrestres como por ejemplo las glándulas adrenales y el cerebro, tienen un alto contenido de DHA y EPA pero no recomendamos estas especialidades en la DLH.

Otros ácidos grasos beneficiosos (mono-insaturados), se pueden obtener de los aguacates, maní pelado fresco, almendras, nueces de macadamia, nuez de cajú o nuez de la India, nuez lisa, aceite de oliva virgen (prensado en frío). Todas las nueces mencionadas deben comerse frescas para que sus aceites sean beneficiosos.

## No todos los aceites son iguales

Ahora usted sabe qué alimentos y qué grasas pueden proveerlo de AGE, vitales para un metabolismo sano y para la prevención de enfermedades degenerativas. Sin embargo, es muy importante comprender que estos aceites son solamente benéficos si se consumen en su estado natural sin ser dañados en el proceso de elaboración o los elementos, ya que los **AGE son muy vulnerables** al deterioro por exposición a la **luz, al aire o al calor.**

La luz del sol o cualquier luz artificial causará la producción de radicales libres en los aceites, mientras que el oxígeno del aire causará la oxidación de los AGE transformándolos en aceites rancios. Cuando estos aceites se vuelven rancios, sus ácidos grasos esenciales son oxidados y se convierten en peligrosos polímeros, hidroperoxialdehídos y peróxidos que pueden poner una carga mayor en el hígado y en el sistema inmunológico y dañan las membranas celulares.

La aplicación del calor destruye los ácidos grasos esenciales cambiando sus moléculas a una forma nueva y anormal llamada "transforma". Esto ocurre durante el proceso de hidrogenación y también cuando freímos aceites a altas temperaturas (especialmente los aceites que vuelven a ser usados y recalentados, como en el caso de algunas comidas compradas). Los aceites usados para freír y/o recalentados repetidamente, contienen muchas grasas tóxicas, como por ejemplo, los tóxicos monómeros cíclicos, los cuales pueden ocasionar la enfermedad del hígado graso en animales de laboratorio y otras enfermedades en el hombre, como por ejemplo, arterosclerosis. Estos tóxicos reducen, las funciones inmunológicas, la oxigenación celular e incrementan el riesgo de cáncer. Trate de no consumir alimentos fritos en aceites recalentados y si usted tiene un hígado perezoso o una enfermedad en su vesícula biliar, NUNCA coma este tipo de comidas.

La hidrogenación es usada para convertir los aceites naturales en ácidos grasos trans que son nocivos para la salud tal como los aceites procesados, margarinas y grasas semisólidas utilizadas en los restaurantes de comida rápida o para llevar y en la elaboración de galletas y pasteles en las panaderías.

Los ácidos grasos trans en margarinas y otros aceites vegetales hidrogenados permiten que estos productos estén sólidos a temperatura del ambiente. Generalmente son fáciles de untar y más fáciles de usar que los aceites líquidos, pero, en el cuerpo tiene un efecto contrario porque estos productos no son biodegradables. Yo los llamo "los aceites plásticos" ya que no son realmente naturales u orgánicos en lo que a nuestro metabolismo se refiere.

En los aceites naturales, los ácidos grasos esenciales son llamados "ácidos grasos cis" y son más curvos y doblados en forma, lo cual mantiene al aceite en forma líquida. Durante el proceso de calentamiento o hidrogenación, estos ácidos grasos cis se enderezan para formar ácidos grasos trans rectos. Una vez que estos distorsionados ácidos grasos trans entran a nuestro cuerpo, causan una masiva confusión en nuestras células. Esto se debe a que tienen una forma extraña y no encajan dentro del sistema biológico de nuestras células; podríamos llamarles "desadaptados sociales dentro de la sociedad celular". Los ácidos grasos trans causan problemas muy grandes en nuestras membranas celulares porque no se ajustan correctamente a éstas y como resultado aparecen orificios y cortos circuitos en la membrana, esto reduce la calidad protectora de la misma y limita la transferencia de energía y sus funciones de eliminación.

Los ácidos grasos trans o grasas trans, no solamente causan problemas a las membranas externas alrededor de nuestras células, sino que también, causan problemas a las membranas dentro de las células, como por ejemplo en la mitocondria y otros pequeños organelos (ver diagrama página 35). Esto debilita los sistemas de enzimas y la producción de energía dentro de las células. Los ácidos grasos trans son una mala noticia para el hígado porque provocan un deterioro en el funcionamiento del sistema de enzimas más importante de desintoxicación del mismo, llamado sistema enzimático Cito- cromo P 450. El sistema de enzimas citocromo P 450 destruye toxinas y agentes cancerígenos.

Los ácidos grasos trans son más "pegajosos" que los ácidos grasos cis naturales. Los trans hacen que las plaquetas sanguíneas sean más viscosas y así pueden provocar un aumento de coágulos de sangre y mala circulación en los pequeños vasos sanguíneos.

Es fácil entender el resultado de un metabolismo lento y mala salud cuando nuestras células intentan usar las moléculas distorsionadas de los ácidos grasos trans para sus estructuras y funciones vitales. Si nosotros comemos gran cantidad de esas grasas dañadas por largo tiempo, las consecuencias pueden ser muy serias. Pueden ocurrir efectos adversos para el hígado y el corazón; por ejemplo, una degeneración grasa de estos órganos (depósitos de grasa en los tejidos) y también una anormalidad en el funcionamiento del sistema inmunológico.

Mucha gente cree que las margarinas y otros aceites vegetales procesados son saludables y que han sido diseñados para ser mejores que las grasas animales. Creo que esto es erróneo. En 1990 el New England Journal of Medicine, publicó los resultados de un intenso estudio, el cual muestra que el consumo de ácidos grasos trans aumenta el colesterol total y las indeseables lipoproteínas de baja densidad (LDL), siendo ambos factores de riesgo en las enfermedades cardiovasculares.

Ahora, quizás vea las margarinas, papas fritas, donas, comida frita y los pastelitos empaquetados con total terror. Si es así, mi misión está cumplida, ya que mi deseo es que usted no consuma estos productos regularmente.

**Considere a las margarinas, los aceites vegetales hidrogenados y parcialmente hidrogenados, la manteca vegetal (cualquier tipo), como verdaderos enemigos del hígado. Estos están definitivamente descartados durante las ocho semanas de la dieta para la limpieza del hígado.**

Cuando usted no esté haciendo esta dieta, le sugiero que mantenga el consumo de estas grasas dañinas al mínimo, ya que estoy conciente de que no podemos ser perfectos todo el tiempo. Una de las señoras que trabajan conmigo en el Servicio de Asesoramiento de la Salud, tiene una predilección por las papas fritas y desaparece cada miércoles a la hora del almuerzo con una sonrisa solapada en su rostro. Diez minutos después, ella aparece con su paquete blanco manchado de grasa y lleno de patatas fritas. Todos (excepto yo por supuesto) sacan algunas del paquete. Ella es un poco el tipo de mujer con forma de cuerpo androide, con un abdomen pronunciado le gusta mucho su comida, lo cual fue obvio cuando la vi por primera vez, hace diez años. En ese entonces era muy obesa y sufría de alta presión y artritis, pero hoy está mucho mejor porque ha incorporado a su dieta mayor cantidad de verduras crudas, pescados y granos. La inclusión de las grasas sanas encontradas en estos alimentos, le ha permitido que, ocasionalmente, se de un gusto especial sin tener que volver a la obesidad y a la alta presión.

## Proteja sus aceites

Los aceites dietéticos solamente cuidarán de nosotros si nosotros los cuidamos a ellos reduciendo su exposición al aire, a la luz y al calor. Los aceites naturales contenidos en los alimentos como pescados, semillas, nueces, aguacates, aceitunas y legumbres están protegidos de la luz, del aire y del calor por sus pieles, cáscaras y envolturas, que los mantienen más frescos y saludables que sus versiones embotelladas. Sin embargo, para aderezar las ensaladas, para hacer pasteles caseros o para saltear ciertos alimentos, usted necesitará un aceite de buena calidad y agradable al paladar. Lo ideal es comprar aceites sin refinar y que han sido mecánicamente extraídos (prensados en frío) y mantenerlo en botellas de color oscuro para bloquear la luz y, mantenga la botella de aceite en el refrigerador. A veces puede resultar difícil encontrar un aceite de excelente calidad, pero en cualquier tienda naturista podrán ayudarlo. El aceite de oliva virgen es generalmente fácil de conseguir y es una buena elección ya que está hecho comercialmente con el sistema de presión mecánica y no ha sido calentado, refinado o decolorado. Por favor, pague un poco más de dinero y compre un buen aceite de oliva virgen.

Los pescados que tienen más grasas deberían cocinarse frescos, ser consumidos enseguida (al igual que los pescados envasados) y evitar los pescados fritos y ahumados ya que, en ese proceso, sus ácidos grasos esenciales son dañados y oxidados. Los pescados envasados o enlatados como el salmón, atún, sardinas y makarela son una fuente muy sana de grasas (siempre que no estén ahumados).

## Stir-Frying (Salteado)

Idealmente no tendríamos que freír nunca los alimentos, especialmente a temperaturas altas. Sin embargo hay un método para freír, el cual es aceptable, pero toma más tiempo y más cuidado. En este método, los ingredientes se revuelven constantemente hasta cocinarlos (Stir-frying). Podemos ver en los libros de la cocina tradicional china que primero ponen un poco de agua en la sartén cóncava o wok sin aceite. Agregan la carne, los vegetales y luego, a fuego lento, agregan una pequeña cantidad de aceite.

Este método mantiene las temperaturas a 100 grados C (212 oF), la cual es una temperatura no destructiva y evita sobrecalentar y oxidar los alimentos.

No coloque el aceite en el wok primero ya que lo sobrecalentará y quemará, causando la destrucción de los ácidos grasos esenciales. Use solamente fuego lento o la llama pequeña, y controle la temperatura. Es beneficioso agregar ajos y cebollas al wok ya que son ricos en sulfuro, el cual minimiza el daño de los radicales libres. Algunos aceites se dañan menos que otros por la acción del calor. Los mejores aceites para este método son el aceite de oliva, de ajonjolí, de maní, aceite de girasol alto oleico y aceite de cártamo.

Cuando use este método de calor bajo empleando la técnica china de salteado (stir-frying), no cocine los vegetales por mucho tiempo, lo usual son de cinco a diez minutos y usted verá que la comida es más crujiente y tiene más sabor.

## Colesterol

El colesterol es una sustancia grasa, dura y cerosa que se encuentra solamente en alimentos de origen animal como por ejemplo huevos, carnes, productos lácteos, pescados y mariscos. Los alimentos que provienen de plantas no contienen colesterol. La mayoría de las personas piensan que el colesterol es algo malo, sinónimo de arterias bloqueadas y de paro cardíaco. Sin embargo, es solamente el exceso de colesterol en el cuerpo lo que causa problemas, y una cierta cantidad razonable de colesterol es vital para el metabolismo humano. El colesterol es necesario para dar una cierta rigidez a las membranas celulares. Las glándulas del sistema endocrino utilizan colesterol como materia prima para hacer hormonas, por ejemplo las hormonas sexuales (estrógeno, progesterona, andrógenos) y cortisona. La vitamina D está hecha de colesterol y el hígado fabrica bilis del colesterol. El cuerpo puede crear todo el colesterol que éste necesita, de las proteínas, grasas y azúcares, y no depende de las fuentes alimenticias que contienen colesterol. En otras palabras, usted puede estar perfectamente saludable, aún si no come ningún alimento que contenga colesterol, su cuerpo producirá todo el colesterol que necesita si los niveles del mismo son muy bajos.

Cuantas más calorías consuma de las proteínas, azúcares y ácidos grasos no-esenciales, más colesterol producirá su cuerpo. Como consecuencia, usted puede terminar con un alto nivel de colesterol simplemente por comer demasiado, aún sin consumir alimentos que lo contengan.

Aunque su cuerpo puede producir colesterol, una vez hecho, éste no se puede transformar, por eso es fácil que haya un exceso del mismo. El colesterol puede ser eliminado solamente por el hígado en forma de bilis. Si el hígado está sano, sacará el colesterol por medio de la bilis y lo llevará a los intestinos, pero si la fibra alimenticia está ausente, más del 90% del colesterol y de los ácidos biliares serán reabsorbidos por los intestinos retornando al hígado. Esta forma de reciclado hace que este órgano trabaje en exceso y provoque altos niveles de colesterol en aquellas personas con bajo nivel de fibras en sus dietas.

Los médicos aconsejan a sus pacientes mantener los niveles de colesterol por debajo de 200mg/dl y para hacerlo es necesario seguir una dieta balanceada como la Dieta para la Limpieza del Hígado y también es necesario que este órgano esté sano. Una vez más tendemos a olvidar al hígado, "el experto" en quemar grasas y regularlas. **Si su hígado está sano, desechara el exceso de colesterol por medio de la bilis, trasladándolo a los intestinos donde puede ser eliminado en conjunto con alimentos altos en fibra por medio de los movimientos intestinales.**

**Todas las personas obesas sueñan con un órgano que extraiga las grasas de sus cuerpos lo más rápido posible. ¡Simplemente, mantenga su hígado sano y limpio y usted tendrá la clave!**

Usted también necesita un hígado sano para evitar el exceso de colesterol en la corriente sanguínea y así prevenir el depósito de placas en el interior de las paredes de los vasos sanguíneos. Para mantener el colesterol de la sangre a niveles normales, usted necesita suficiente suministro de lipoproteínas de alta densidad (LDA) porque ellas actúan como limpiadores del colesterol libre en la sangre y lo devuelve al hígado para ser rehusado o para ser transformado en bilis.

Las lipoproteínas deben ser producidas por el hígado, ya que no se encuentran en los alimentos, y muchas personas con hígado perezoso no producen suficiente lipoproteínas de densidad alta (LDA).

Dígale a su Doctor que revise los niveles de LDA, esperando que éstos tiendan al límite superior de lo recomendado que va de 35 a 65 mg/dcl. La relación del colesterol total dividido por el LDA puede pronosticar una enfermedad cardiovascular, por lo que un radio de 3.5, o mejor aún más bajo que eso, es aconsejable. Si su LDA es demasiado bajo (menos de 35) o la relación de Colesterol Total/LDA es demasiado alta (más de 5.5) esto es una buena razón para seguir la Dieta para la Limpieza del Hígado.

Después que usted haya finalizado el plan de las ocho semanas, pídale a su médico hacer un nuevo análisis de sangre y usted verá los resultados con satisfacción.

Esta es una historia interesante, Tony, de cincuenta y cinco años, vino a verme con su esposa María, ambos estaban angustiados por los resultados obtenidos en los análisis de sangre de Tony hechos por su médico. Éstos mostraban el colesterol alto, niveles bajos de LDA y también un aumento en las enzimas hepáticas, lo que indicaba un daño en el hígado. Tony había visto a un gastroenterólogo, especializado en enfermedades de hígado (hepatólogo) y después de varios análisis le dijeron que no había una causa evidente de esta inflamación hepática. Tony no se quedó tranquilo porque su madre murió por una misteriosa inflamación al hígado cuando tenía un poco más de sesenta años de edad. María habló la mayor parte del tiempo recriminando a su esposo por la dieta, él comía muchas rosquillas fritas, bebía demasiado vino tinto y no bebía agua. Tony no era de ningún modo un alcohólico, bebía alcohol en una cantidad que es típica de muchos hombres "saludables"; él tomaba aproximadamente dos vasos de vino y dos o tres latas de cerveza por día. Un detalle importante, él no comía muchas frutas y verduras crudas, prefería quesos fuertes y duros, salchichas italianas cabanossi, salami y pepperoni.

El pobre hígado de Tony estaba trabajando horas extras los siete días de la semana y no podía adaptarse. María y yo trabajamos cuidadosamente en un plan de ataque, Tony podía tomar un vaso de vino tinto por día si se seguía la DLH durante las ocho semanas. Gracias a María y al miedo de seguir los pasos de su madre, Tony siguió la DLH correctamente, cumpliendo con su promesa. Al hacer los análisis, su hepatólogo estaba muy sorprendido al encontrar que el nivel de sus enzimas hepáticas estaba normal y que el nivel del colesterol había disminuido varios puntos en solamente ocho semanas.

Hoy en día, muchos hombres son similares a Tony: toman muchas bebidas alcohólicas, consumen muchas grasas saturadas en forma de quesos y carne, no toman suficiente agua y no comen suficientes frutas y verduras crudas. Cuando llegan a los cincuenta años de edad sus hígados se sienten extenuados, sobrecargados y el colesterol está en una carrera ascendente.

Las ocho semanas de la DLH es lo más beneficioso para hombres que están bajo estas condiciones y sienten que sus hígados necesitan una buena limpieza.

**Para aquellos con colesterol total alto y/o LDA bajo se recomienda lo siguiente:**

**Una dieta alta en fibras** (como DLH) para sacar el colesterol afuera del cuerpo mediante la evacuación intestinal. La fibra de la cáscara de psyllium, el salvado de avena y FiberTone son capaces de diminuir los niveles de colesterol.

Lecitina, una dosis diaria de tres o cuatro cucharadas de lecitina fresca en gránulos o lecitina en cápsulas de 4,000 mg.

**La lecitina** mantiene las grasas en solución dividiéndolas en pequeñas gotitas. Actúa como un detergente para lavar platos cuando lava la grasosa batería de cocina (ollas, sartenes, etc.). La lecitina es necesaria para mantener el colesterol soluble y prevenir que éste sea depositado en forma de placas en el revestimiento interior de los vasos sanguíneos.

Tome **antioxidantes, especialmente vitamina C** ya que previene la oxidación de las grasas en el torrente sanguíneo y en el revestimiento arterial. Tomar de 1000 mg a 4000 mg de vitamina C diariamente y beber por lo menos diez vasos de agua por día, lo cual realmente ayudará a bajar el nivel del colesterol como así también mejorará el funcionamiento del hígado.

Tome cápsulas de **ajo** en dosis de 2,000 a 4,000 mg. diariamente y/o coma ajo fresco y cebollas coloradas regularmente. Las cápsulas de ajo no son tan buenas como comer ajo fresco, pero aún así, pueden producir un significativo mejoramiento en el nivel de colesterol. Consuma el ajo con su comida e inclúyalo cuando cocine.

Si usted tiene el nivel de colesterol muy alto hable con su médico acerca del uso de la **vitamina B3** en forma de niacina o ácido nicotínico. La vitamina B3 puede reducir el riesgo de muerte para aquellos que han sufrido algún ataque cardíaco. Esta vitamina no solo disminuye el nivel del colesterol, también desintoxica de los agentes contaminantes, del alcohol y de algunos calmantes. En 1950 los investigadores describieron los efectos que tiene la vitamina B3 en reducir el colesterol y aunque en aquella época el nivel de las dosis era enorme, hoy en día se logran buenos resultados con dosis más pequeñas, en un promedio que va de 500mg a 2000mg por día. Siempre tome vitamina B3 al comienzo de las comidas y nunca con el estómago vacío. Esta vitamina solo puede ser recetada bajo supervisión médica ya que en altas dosis puede provocar bochornos y problemas intestinales.

La medicina nutritiva es muy poderosa y libre de riesgo. He encontrado que el 95% de la gente puede controlar sus niveles de colesterol mejorando la dieta y tomando un tónico hepático.

# Capítulo 6

## Terapias Naturales Para Su Hígado

## Psyllium

Las semillas de psyllium vienen de una planta originaria de India, Plantago Ovata. El psyllium se extrae de la cáscara de las semillas de psyllium y es una fibra mucílago soluble. Una cucharadita de psyllium tres veces por día, puede bajar el nivel de colesterol de 14-20 % por ciento después de ocho semanas. Esta fibra puede reducir el apetito excesivo, mezclando una cuharadita de psyllium en polvo en un vaso de jugo, bebido antes de las comidas, y usted se sentirá parcialmente satisfecho antes de comenzar su desayuno, almuerzo o cena.

Las personas que tienen un funcionamiento lento del hígado, a menudo tienen dificultades en metabolizar grasas y pueden tener un nivel alto de colesterol. En esos casos es aconsejable el uso de psyllium, éste puede ayudar.

El ensayo más grande conducido sobre los efectos de la fibra psyllium se llevó a cabo en las Universidades de Newcastle en Sydney, donde se comprobó que ésta es la mejor fibra disponible para reducir el colesterol, y que, como agente reductor del colesterol es más consistente que la fibra de avena. Es una fuente abundante de fibra soluble y está reconocida que la fibra soluble tiene un rol significativo en la prevención y tratamiento de colesterol alto. El Psyllium es mejor tomarlo al comienzo de las comidas.

## Taurina

La taurina es uno de los aminoácidos menos conocidos  juega varios roles importantes en el cuerpo y es un componente esencial de las membranas celulares y cumple el rol de estabilizar el transporte a través de las membranas celulares, al mismo tiempo que provee de una protección antioxidante.

**La taurina juega un rol principal en el buen funcionamiento del hígado** mediante la formación de los ácidos biliares y la desintoxicación. Niveles de taurina anormalmente bajos son comunes en muchos pacientes con sensibilidad a los químicos y con alergias. **Taurina es el aminoácido más importante requerido por el hígado para remover los químicos tóxicos y los metabolitos del cuerpo.** También es importante para la unión de fármacos y metabolitos en el hígado por el proceso de acilación. Una vez conjugados, las toxinas químicas se remueven del cuerpo como un componente de la bilis y también se remueven por medio de los acetatos solubles en agua en la orina. La **taurina es el componente clave de los ácidos biliares producidos en el hígado.** La síntesis de la bilis utiliza colesterol, y en una síntesis biliar desordenada puede tener como resultado un elevado nivel de colesterol.

La taurina es el antioxidante principal en la defensa contra la producción excesiva del ión hipoclorito y, si éste no es controlado, puede conducir a una agravación severa de sensibilidad química. La síntesis debilitada o dañada de la taurina, reducirá la habilidad del hígado para desintoxicar los químicos del medio ambiente como por ejemplo el cloro, hipoclorito (blanqueador), aldehídos (producidos por el exceso de alcohol), alcoholes, solventes del petróleo y amoníaco.

Las personas que tienen deficiencia de taurina probablemente tienen dañado el sistema de transporte mineral através membrana celular, lo que produce desequilibrios en electrolitos y reduce la habilidad del hígado para remover contaminantes por medio de la evacuación intestinal y de los riñones.

Recientes descubrimientos han demostrado que la taurina es uno de los principales nutrientes involucrados en la desintoxicación de sustancias nocivas en el cuerpo, y que deben ser consideradas en el tratamiento de todos los pacientes sensibles a los químicos. Todos los tónicos para el hígado de buena calidad deben contener taurina.

La Taurina se encuentra en gran cantidad en proteínas animales, en órganos y en mariscos invertebrados y frecuentemente los vegetarianos tienen deficiencia de la misma. Los factores que incrementan los requerimientos de taurina en el cuerpo son el vegetarianismo, epilepsia, regímenes para adelgazar rápidos, alcohol, anticonceptivos orales, terapia de cortisona, nivel de estrés alto y elevado consumo de glutamato monosódico.

La dosis recomendada de Taurina es de 200mg a 500mg diarios (ref. 1)

# Diente de León

El diente de león es conocido por los herbolarios como Taraxacum officinale y sus raíces han sido usadas para tratar el hígado y enfermedades biliares por siglos. Existe una gran cantidad de registros de su uso medicinal desde los siglos 10 y 11 cuando era promovida por famosos médicos árabes. En el siglo 16, en Gran Bretaña, el diente de león se estableció como una medicina oficial de los boticarios bajo el nombre de Herba Taraxacon y fue una planta medicinal muy popular para el hígado y los órganos digestivos.

Desde el siglo XVI los alemanes han usado el diente de león en forma extensiva para purificar la sangre y la congestión del hígado. Ésta es realmente una hierba universal y todavía se encuentra en la farmacopea oficial de Suiza, Rusia, Polonia y Hungría.

En muchos países europeos, se han realizado una enorme cantidad de investigaciones en torno a los efectos medicinales y nutritivos del diente de león.

En China, India y Nepal, el diente de león se ha usado como hierba medicinal para dolencias del hígado durante muchos siglos. Hoy en día, en América, Australia, Oriente y Europa es ampliamente usado como un tónico para el hígado.

Las propiedades terapéuticas del diente de león, se deben en parte a sus constituyentes amargos llamados taraxacina e inulina (un glucósido amargo) que estimulan las glándulas digestivas y hepáticas además de activar el flujo de la bilis. También, contiene otras sustancias como taraxantina, sesquiterpenos, flavonoides, levulina, pectina, ácidos grasos, minerales y vitaminas.

Aunque **el diente de león tiene una acción específica en el hígado**, también actúa como un tónico general del cuerpo. Funciona como un laxante, diurético, antiinflamatorio, tónico amargo y colagogo (tónico para la vesícula biliar). Su efecto colagogo es útil para el tratamiento de la inflamación y congestión del hígado y de la vesícula biliar, así como también para tratar estados de icteicia. El diente de león también es útil en el tratamiento de las primeras etapas de la cirrosis hepática por ejemplo, la cirrosis alcohólica.

El profesor John King, el doctor norteamericano famoso por su trabajo sobre hierbas medicinales, recomienda diente de león para digestión delicada, pérdida de apetito, constipación y sopor hepático. Su acción sobre el hígado y riñones, hacen del diente de león un excelente remedio desintoxicante para la gota, reumatismo y enfermedades de la piel.

En dos estudios que demuestran las propiedades curativas del diente de león, encontraron que esta hierba medicinal trata con mucho éxito la hepatitis, inflamación del hígado, ictericia e indigestión en aquellas personas con secreción biliar inadecuada. (ref. 2)

Las hojas del diente de león se pueden consumir frescas en ensaladas y el polvo hecho con su raíz es usado en muchos tónicos hepáticos de buena calidad, como Livatone. Las dosis necesarias de diente de león oscilan entre 500mg a 2000mg diarios. También puede comprar té o café de esta hierba o usted puede hacer su propia bebida agregando una cucharada de pedacitos de raíces de diente de león seco en 500ml. de agua en una olla, hervir y cocinar a fuego lento por treinta minutos. Colar y agregar miel para darle sabor. Conservarlo en el refrigerador y tomarlo durante el día.

## Cardo mariano (Milk Thistle / Silybum marianum)

Esta hierba es conocida desde hace siglos como un tradicional tónico para el hígado y cientos de páginas de investigación científica se han escrito sobre sus propiedades curativas del hígado
[ref 3(a) – 3(w)].

El cardo es conocido como Silybum marianum o también leche de cardo. Tiene propiedades antioxidantes, antiinflamatorias, regenerativas y protectoras del hígado.

Esta hierba se puede usar con gran beneficio en las siguientes condiciones:

• Hepatitis crónica
• Cirrosis
• Hígado dañado por diferentes causas
• Estancamiento de la bilis (colestasis)
• Hígado graso (esteatosis hepática) producido por alcohol o químicos tóxicos.

Estudios clínicos y de laboratorio y análisis de tejidos en humanos y en animales, han comprobado que el cardo tiene efectos benéficos en el tratamiento de todas las condiciones mencionadas anteriormente.

**Se ha descubierto que el cardo reduce la degeneración grasa del hígado.**

En 1969, el conocido experimento faloidina fue llevado a cabo por los investigadores Vogel y Temme (ref. 4). Durante este experimento se comprobó que el cardo es un protector del hígado. La Faloidina es extremadamente tóxica para el hígado y el cardo puede bloquear el efecto nocivo, lo cual indica que esta hierba tiene una poderosa capacidad protectora para este órgano.

Se ha demostrado que no solamente es un protector hepático extraordinario, sino que ayuda a las células del hígado dañadas (hepatocitos) a repararse y a regenerarse a si mismas. El cardo contiene una flavona que protege algunos de los componentes intracelulares de las células hepáticas (mitocondria y microsomas) de la peroxidación lípida y este efecto protector en el hígado es mucho más poderoso que el de la vitamina E.

Las poderosas enzimas de desintoxicación en el hígado que metabolizan las drogas y los químicos tóxicos son llamadas enzimas citocromo P 450. Estas enzimas mejoran bajo el efecto de uno de los componentes del cardo llamado silibinina o también silimarina.

Un estudio hecho durante tres meses siguiendo a sesenta y siete pacientes con hepatitis crónica, hígado dañado por toxinas e inflamación biliar, demostró que el cardo los ayudó enormemente en su enfermedad hepática. [ref 3(e)].

El mismo estudio comprobó que pacientes con cirrosis alcohólica aumentaron significativamente su índice de sobrevivencia al ser tratados con el cardo mariano.

El cardo se puede tomar en forma original, como una hierba seca entera, como extracto de silimarina o como un componente de tónicos hepáticos como en el caso de Livatone y Livatone Plus. En aquellas personas con enfermedades hepáticas o hígado dañado, la dosis de silimarina pura tendría que ser de por lo menos 420 mg diarios. Para más información, llame al Consejo de Asesoramiento de la Salud: 0246 558855 (Australia) o 623-334-3232 (Oficina en Estados Unidos)

## Alcachofa

Esta planta de huerta, cuyo nombre científico es Cynara scolymus, es un tónico amargo con acciones protectoras y reconstituyentes del hígado. También se usa como purificador de la sangre. Estudios clínicos han comprobado su eficacia para reducir el colesterol, la urea y los productos de desecho del metabolismo (ref 5). Se usa como reconstituyente del hígado en casos de insuficiencia y daño hepático, enfermedades hepáticas y cálculos biliares. También se puede usar para reducir el colesterol y los triglicéridos elevados en pacientes con sobrepeso. Esta planta también se utiliza como limpiadora en casos de enfermedades de la piel, mal aliento y en casos de olor excesivo del cuerpo. Las alcachofas se pueden tomar en capsulas o como un componente de Livatone, tónico hepático, disponible en capsulas y polvo.

## Alimentos útiles para el hígado

**Las verduras saludables para el hígado incluyen zanahorias, calabazas, pimientos morrones y betabel.** Todos estos alimentos contienen fitoquímicos como betacarotenos, otros carotenoides, antocianina y flavonoides, los cuales son poderosos antioxidantes curativos para el hígado. Todas las verduras que contengan un alto índice del mineral sulfuro como cebollas, ajos, repollo, col de Bruselas y coliflor, son excelentes ya que el sulfuro es necesario para la desintoxicación del hígado.

**La alfalfa, hojas de cebada, hierba de trigo y todas las verduras de color verde oscuro** son energizantes y proveen de una buena dosis de clorofila para el hígado.

La clorofila es el pigmento verde que da el color a las plantas y les permite transformar la energía solar en energía alimenticia y cumple el rol de tónico y limpiador hepático.

**Hacer jugos naturales** es una excelente forma para mejorar las funciones del hígado y recomiendo que usted prepare jugos frescos por lo menos cuatro veces por semana mientras esté haciendo la DLH. Los mejores ingredientes para hacer los jugos son, repollo colorado y verde, zanahorias, naranjas, limas, manzanas, betabeles, cebollas coloradas y raíz de jengibre. Para excelentes recetas de jugos curativos consulte mi libro "Los jugos naturales pueden salvar su vida" *(Raw Juices can save your Life)*.

**Entre las especias saludables y alimentos especiales para el hígado** están el eneldo, semillas de alcaravea o comino persa (también llamado comino del prado), cilantro, comino, ají picante, cardamomo, wasabi, rábano, semillas de ajonjolí, berro, albahaca, hierba de limón, cúrcuma, hinojo, alholva o fenogreco, raíces de jengibre, semillas de anís, perifolio, té verde, perejil, semillas de apio y vegetales crucíferos. Todos estos alimentos y especias son especialmente útiles porque aceleran el proceso de desintoxicación dentro de las células hepáticas. Por lo tanto estos alimentos son limpiadores y quemadores de grasas.

## ¿Cómo elegir un buen tónico para el hígado?

Finalmente, la medicina está empezando a observar que las enfermedades comunes como la obesidad, fatiga crónica, malestares digestivos, etc. pueden estar asociadas al mal funcionamiento del hígado.

En la actualidad, hay muchos y diferentes tónicos hepáticos disponibles. Existen tónicos de hierbas para el hígado en forma de tinturas, pero personalmente, no creo que sea bueno tomar este tipo de tónico porque contienen alcohol y su consumo diario durante un período largo, afectará al hígado. Prefiero utilizar hierbas secas, mezcladas con hojas de menta en polvo para darle un sabor agradable y refrescante. Existen tónicos hepáticos excelentes, como "LIVATONE", que contienen una mezcla de psyllium, diente de león, cardo, alcachofa, lecitina, hojas de cebada, zanahorias, betabel y alfalfa en polvo. Livatone se pueden tomar en cápsulas o en polvo; si elige esta última versión, puede mezclarlo en los jugos frescos. Todos los tónicos hepáticos deberían contener el aminoácido taurina, (ver página 54).

Para más información acerca de los tónicos para el hígado y limpieza del hígado llamar al: 1-888-755-4837 o 1-623-334-3232 (Estados Unidos) o visite www.liverdoctor.com

## ¿Cuál es la diferencia entre Livatone y Livatone Plus?

## Livatone

Livatone es un tónico hepático natural que contiene cardo, alcachofa y diente de león combinadas y con el aminoácido taurina y lecitina. También contiene fuentes naturales de clorofila, carotenoides y fibra. Esta disponible en capsulas y en polvo.

**Livatone se puede usar como tónico hepático general y sus beneficios incluyen:**

Ayuda en la pérdida de peso y en reducción de grasas.
Ayuda en pacientes con altos niveles de colesterol y triglicéridos en la sangre.
Reducción de la retención de líquidos.
Reducción del síndrome del intestino irritable e inflamación.
Reducción de constipación (la fórmula en polvo es más efectiva).
Ayuda en los problemas digestivos y en el mal funcionamiento de la vesícula biliar.

Livatone lo puede consumir cualquier persona que desee mejorar el funcionamiento del hígado. Es buena idea considerar que el hígado es el órgano más importante del cuerpo y que con el tiempo y con la edad tiene necesidad de mayor apoyo.

Livatone puede ser usado por personas de cualquier edad, incluyendo niños mayores de dos años. Los niños menores de diez años deberían utilizar la fórmula en polvo, disuelto en los jugos de fruta antes de las comidas con una dosis de un tercio a media cucharadita dos veces por día.

La dosis recomendada para los adultos y los niños mayores de diez años es de una cucharadita del polvo dos veces por día, disuelta en el jugo fresco antes de las comidas o la opción de tomar dos cápsulas antes de la comida, dos veces por día con agua.

## Livatone Plus

Livaton Plus tiene una fórmula muy diferente a Livatone, se pude decir que es una fórmula más poderosa para los problemas metabólicos y disfunciones hepáticas. Livatone Plus contiene cardo mariano (Milk Thistle) en la dosis clínicamente probada de 420mg diarios de Silimarina pura. También contiene aminoácidos azufrados como la Taurina, Glicina, Cisteína y Glutamina. Livatone Plus también contiene todas las vitaminas del complejo B y cofactores lipotróficos como el Inositol, Ácido Fólico y Biotina, esenciales para el sano funcionamiento del hígado. Contiene antioxidantes para reducir el daño y la inflamación del hígado, como el Te Verde, Vitaminas C, E y betacaroteno natural y selenio. También contiene lecitina y brócoli en polvo para ayudar a las funciones hepáticas.

Livatone Plus contiene los nutrientes esenciales para sostener la fase uno y dos de desintoxicación del hígado.

**Livatone Plus es capaz de respaldar las funciones hepáticas en las siguientes condiciones:**

• Poca capacidad de desintoxicación en el hígado. Las personas con esta característica, frecuentemente tienen sensibilidad a los químicos, a ciertos medicamentos y a ciertas comidas. Es probable que ellos hayan estado expuestos a toxinas que afectaron al hígado y a menudo, padecen de síndrome de fatiga crónica.

• Personas que trabajan en profesiones de alto riesgo, con una significante carga de petroquímicos, insecticidas y solventes altamente tóxicos para el hígado. Los pintores, peluqueros, mecánicos de motores, agricultores, plomeros, fundidores, operadores de plantas industriales, trabajadores de tintorerías y algunos trabajadores de fábricas, deberían proteger al hígado tomando suplementos protectores y así reducir el riesgo de deterioro en este órgano. La seguridad en el trabajo es de vital importancia para minimizar riesgos de contacto con elementos tóxicos.

• Dolores de cabeza crónicos (incluido migrañas) asociado con náuseas, especialmente si el uso de analgésicos es alto.

• Personas con problemas en la piel como erupciónes cutáneas, inflamación y picazón en la piel, y manchas de color café muy común en las manos de los ancianos (manchas del hígado).

• Personas con niveles de azúcar inestables (hipoglucemia). Es común que estas personas tengan deseos incontrolables de comer azúcar y se les complica de sobremanera el permanecer en una dieta sana por largo tiempo. La inestabilidad del nivel de azúcar en la sangre es conocida como intolerancia a la glucosa y, con frecuencia, es el precursor de diabetes tipo 2.

Este tipo de diabetes frecuentemente se asocia con la obesidad y el hígado graso. Un funcionamiento eficiente del hígado ayuda a estabilizar el nivel de azúcar en la sangre haciendo más fácil el resistirse a los antojos de azúcar y permanecer constante en una dieta sana.

• Hígado dañado por diferentes causas como:

Infecciones virales con hepatitis A, B y C y otras infecciones virales crónicas que atacan a este órgano.

Inflamación del hígado (hepatitis) causadas por toxinas, exceso de alcohol, por drogas recreacionales, exceso de analgésicos y hepatitis inducida por medicamentos.

Enfermedades hepáticas auto inmunológicas como colangitis esclerosante, cirrosis biliar primaria, hepatitis activa crónica o enfermedades de los tejidos conectivos.

Hígado graso causado por una dieta incorrecta, alcohol o diabetes.

Cirrosis del hígado por causas múltiples.

Hiperplasia nodular del hígado.

Quistes en el hígado.

Disfunción de la vesícula biliar y cálculos biliares.

Livatone Plus esta disponible en cápsulas en forma de polvo. La dosis regular para adultos es de una cucharita dos veces al día revuelta en un vaso con jugo fresco antes de los alimentos, o dos cápsulas dos veces al día con agua antes de los alimentos.

Los niños menores de 10 años se les puede dificultar el ingerir las cápsulas en cuyo caso una pequeña dosis de la versión en polvo puede diluirse en un vaso con jugo.

Ambos tipos de LIVATONE, se pueden tomar durante largo tiempo ya que son productos totalmente naturales. Raramente se da el caso de que una persona sea incapaz de tomar alguna hierba a causa de alergia severa a los salicilatos. La mayoría de las plantas y de las hierbas contienen salicilatos. Si la alergia es severa usted tiene que evitar todos los productos que contengan hierbas y basarse en las vitaminas y aminoácidos tomados en forma individual.

Después de tomar el tónico hepático durante unos tres o cuatro meses, se puede pasar a una dosis de mantenimiento que consiste en dos cápsulas diarias o una cucharita por día. Puede continuar con esta dosis indefinidamente si así lo desea, particularmente si se siente mejor mientras consume las fórmulas Livatone.

Cuando usted comienza a tomar alguno de los tónicos, es importante empezar con una dosis reducida para evitar cualquier reacción fuerte. Esta reacción puede ocurrir porque su hígado está eliminando toxinas rápidamente por primera vez en años, o tal vez (lo cual es muy raro) porque usted es alérgico/a a uno de sus ingredientes. Las dosis iniciales, para ambos tipos de Livatone, son media cucharita diaria o una cápsula. Tome esta dosis por una semana y si continua sintiéndose bien pude empezar a consumir la dosis regular en la segunda semana. La dosis regular son dos cápsulas diarias o una cucharita dos veces al día.

Para mas información sobre la Dieta para la Limpieza del Hígado, tónicos hepáticos, para pedir un catálogo o recibir una revista gratis de la Dra. Cabot, llame al Servicio de Asesoramiento para la Salud al 1-888-755-4837 o 623-334-3232 o visite www.liverdoctor.com

# Ejemplos de casos interesantes

## El caso de los cálculos biliares perdidos

Julieta era un caso típico de mujer con posibilidades de desarrollar cálculos biliares; como dicen los médicos "pálida, gorda y de cuarenta". Julieta vino a verme inicialmente porque se sentía mal después de dos años de habérsele extirpado la vesícula biliar. Esta intervención quirúrgica es llamada colecistectomía. El médico de Julieta usó un sistema de cirugía no invasivo utilizando un aparato llamado laparoscopio y así, su cicatriz era apenas visible. Julieta estaba muy decepcionada porque después de su operación, esperaba sentirse mejor y libre de dolores, especialmente, porque su cirujano sacó treinta y seis cálculos biliares. ¡Sin embargo, se quejaba por su inflamación abdominal, constipación, ardor en el estómago y el aumento de veinticinco kilos, razón suficiente para sentirse deprimida!

Los análisis de sangre de Julieta revelaron un elevado colesterol (262 mg/dl) y mostraba un leve aumento de las enzimas hepáticas y de bilirrubina. Mi sospecha de que el hígado estaba funcionando mal, fue confirmada por el análisis de sangre, y efectivamente, sus síntomas eran típicos de un hígado forzado. Después de una extracción de vesícula biliar, el paciente debe cuidar mucho a su hígado porque éste necesita trabajar más al momento de comer sin la vesícula biliar que solía almacenar la bilis para proveerla inmediatamente cuando fuera requerida. He descubierto que la condición de hígado graso es más común después de la intervención quirúrgica de la vesícula biliar.

La dieta de Julieta reveló que le gustaba mucho la comida con grasas como por ejemplo quesos, helados, mantequilla, rosquillas fritas, patatas fritas, chocolates, salchichas y paquetes de galletas dulces. Igualmente importante era la evidente falta de alimentos crudos en su dieta. Ella necesitaba urgentemente una limpieza de hígado y su alivio fue enorme cuando le di el plan a seguir porque en el pasado le dijeron que debía bajar peso pero no le dieron ningún método científico a seguir. Ella tenía miedo a las dietas, por que tenia que sufrir hambre, y para quitarle sus temores me tomé más tiempo para explicarle que ella no tendría necesidad de sentir hambre haciendo la DLH, no se trataba de limitar la comida sino que era una forma o método de comer.

Después de ocho semanas, Julieta regresó con doce kilos menos y su inflamación había desaparecido. Su colesterol bajo a 197 mg/dl y sus análisis del funcionamiento del hígado resultaron completamente normales. Ella me dijo que quería continuar con la dieta durante otras ocho semanas y que estaba lista para empezarla nuevamente porque quería bajar más peso.

Julieta me contó una historia graciosa de como perdió sus cálculos biliares. Su cirujano, como recuerdo de la operación, le dio los treinta y seis cálculos pequeños y duros (conteniendo ácidos biliares y colesterol). A su regreso del hospital, ella tenía los cálculos en una bolsa de plástico y la colocó en su mesa de noche para luego mostrársela a su marido Tom. Tom le dio una sorpresa especial a Julieta, la invitó al cine a ver una hermosa película para animarla después de su operación. Al regresar a casa Julieta estaba sentada con Tom bebiendo un trago en la sala cuando comenzaron a escuchar un peculiar sonido, crujiente, que venía desde la habitación.

Después de algunos minutos, estaban intrigados y fueron a la habitación a ver que pasaba y, para su asombro, descubrieron que su perro Rufus estaba masticando con deleite el último cálculo. Si... Rufus se comió los treinta y seis cálculos privando a Julieta de conservar su fascinante muestra patológica. De todas maneras Rufus quedó bien y aparentemente no tuvo efectos adversos en su salud. La moral de esta historia es que "no deje sus cálculos biliares por ahí si usted los quiere mantener para la posteridad".

## Historia de un caso hormonal

Ramona, de veintiséis años, vino a verme por su problema de peso que tenía desde hacia mucho tiempo y también por su desequilibrio hormonal. Todas las personas que me conocen, saben que he realizado muchas investigaciones sobre la relación que hay entre dieta, tipos de cuerpos y desequilibrios hormonales. Si a usted le gustaría saber su tipo de cuerpo consulte mi libro *"La dieta según su tipo de cuerpo"* y visite la página web, http://www.weightcontroldoctor.com, www.weightcontroldoctor.com

Ramona era el característico cuerpo de tipo "linfático", ella estaba gorda en forma proporcional, grosor general y las extremidades hinchadas. Sus tobillos y sus muñecas abultados estaban hinchados con fluido. Sufría de alergias y sus conductos respiratorios producían excesiva mucosidad, típicos síntomas en el tipo de cuerpo linfático. Pesaba ciento cuarenta kilos y estaba tan pesada que rompió la balanza del baño. Su peso fue aumentando gradualmente desde su adolescencia, cuando pesaba alrededor de setenta kilogramos. Era una niña alta, medía 1.75 metros pero todavía estaba excedida de peso en relación a su estructura ósea, (su índice de masa corporal era 45.7).

Ella se quejaba porque sus períodos menstruales habían estado ausentes durante cuatro años, tenía dolores de cabeza y en los senos. Se hizo análisis de sangre y en los resultados encontraron que una hormona de la glándula pituitaria, llamada prolactina, estaba demasiado alta y provocaba la amenorrea o ausencia de la menstruación. Su nivel de colesterol era elevado (278 mg/dl) y las enzimas del hígado estaban un poco altas. Afortunadamente, una tomografía axial computada de su cerebro no mostró ningún tumor en la glándula pituitaria, la posibilidad de padecer de un tumor debe ser descartada si los niveles de prolactina son altos.

Ramona simplemente tenía obesidad y, sumado a su mala dieta, estaba causando un desequilibrio hormonal y una leve disfunción hepática. Si ella no cambiaba sus hábitos alimenticios y si no reducía su peso, era también una futura candidata para padecer diabetes. Ella se parecía a su abuela materna, quién había sido muy obesa y diabética. La labor que le esperaba a Ramona era un arduo y largo recorrido para cumplir el cometido de bajar de peso forma gradual y cambiar su conducta.

Ramona era adicta a los productos lácteos pensando que era bueno para los huesos ya que no hacía ningún ejercicio. Las personas con tipo de cuerpo linfático son alérgicas a los productos lácteos y deben evitarlos completamente si quieren adelgazar y sentirse bien. La DLH era perfecta para Ramona porque estaba libre de productos lácteos y ella también necesitaba mejorar el funcionamiento del hígado como lo mostraban sus análisis de sangre, si es que quería perder peso.

Ramona venía a verme cada cuatro semanas durante los siguientes seis meses porque habíamos decidido que ella necesitaba seguir la DLH por más tiempo que ocho semanas. Le di a Ramona una fórmula de hierbas llamada METABOLCEL (contiene una alta dosis de tamarindo malabar -garcinia cambodia- y nutrientes naturales para quemar grasas) además del tónico Livatone.

Después de cinco meses, su análisis de sangre para ver el funcionamiento del hígado, resultó normal y su nivel de prolactina bajó de 1500 a 350, además recuperó su periodo menstrual de manera regular. La dieta libre de productos lácteos redujo la prolactina, curó sus alergias e hizo que ella se sintiera más energía. Ramona estaba contentísima y no podía creer que estaba – como ella misma lo dijo – "derritiéndose". Podía ver sus músculos reapareciendo debajo de su cuerpo previamente hinchado y esponjoso. Me dijo que anheló por años tener sus músculos visibles como las otras niñas para poder usar faldas y vestidos. Al término de seis meses, pesaba noventa y dos kilogramos, ella perdió la descomunal cantidad de cuarenta y ocho kilos. Me dijo que ahora se sentía humana otra vez y que continuaría con la dieta para la limpieza del hígado libre de lácteos.

Es muy satisfactorio ayudar a mujeres como Ramona sin hacer uso de medicamentos, como los supresores de apetito u hormonas. Una vez que estas mujeres entienden como balancear su metabolismo y hormonas por medio de la dieta y del ejercicio, no tienen problemas. El poder de DLH es enorme y tiene efectos duraderos, tanto en hombres como en mujeres con obesidad severa y cuyos futuros serian, de otra manera, poco prometedores.

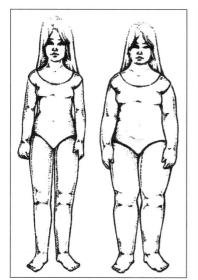
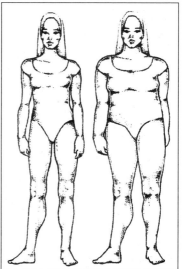

| Forma linfática | Forma androide |
|---|---|
| (izquierda) peso ideal (derecha) sobrepeso | (izquierda) peso ideal (derecha) sobrepeso |

## Historia de un caso de menopausia

He encontrado muchas mujeres en el grupo perimenopausico tienen problemas para controlar su peso. Joanne tenía cincuenta y cuatro años de edad y era el caso típico de mis pacientes con problemas de peso que encuentran que, una vez que empiezan con la terapia de reemplazo de hormonas (TRH), su peso aumenta, empiezan a sentirse apáticas y con poca energía. Joanne era del tipo de cuerpo androide, una figura más masculina, de hombros anchos, piernas y brazos esculturales y musculosos, caderas estrechas y glúteos aplanados sin mucha cintura.

En las mujeres de tipo androide, el torso es casi recto en su parte alta y baja además la cintura es poco pronunciada. Cuando aumenta de peso, éste tiende a acumularse en la parte alta del cuerpo, especialmente alrededor de la cintura creándose un abdomen protuberante. Mujeres de este tipo tienden a ser desenfrenadas en las fiestas y hacen trabajar al hígado horas extras con comidas condimentadas y alcohol. A ellas les gustan mucho los quesos, jamones, anchoas, patatas fritas y comida frita y Joanne tenía todos estos gustos. He descubierto que muchas mujeres de tipo androide con sobrepeso tienen hígado graso.

Joanne fue tratada con el tipo de TRH errónea para su tipo de cuerpo y, cuando me vino a ver por primera vez, tomaba una dosis demasiado alta de estrógeno en tabletas. El consumo de ciertas marcas de productos que son fuertes o altas dosis de TRH sobrecarga al hígado, el tiene que trabajar mucho más para poder transformar las hormona y eliminarlas del cuerpo. Estas potentes hormonas también inducirán al hígado a producir un exceso de ciertas proteínas, como por ejemplo, aquellas que intervienen como factores de coagulación, con el riesgo de aumentar la presión sanguínea. El nivel de colesterol y la presión sanguínea de Joanne eran ligeramente elevadas, tenía quince kilos extra y una considerable retención de líquidos.

Le expliqué que su terapia de reemplazo hormonal estaba teniendo un efecto adverso en su hígado y que tendríamos que suspender las tabletas hormonales para mejorar el funcionamiento hepático. Ella no quería dejar la TRH completamente, entonces cambiamos por una nueva combinación de parches hormonales que contienen estrógeno y progesterona. En el caso de Joanne era más seguro y más natural darle esta forma de TRH ya que es absorbido directamente en la circulación evitando pasar por el hígado. De esta manera se reduce la carga de trabajo del hígado y hay menos tendencia a aumentar de peso que con la tableta.

Para ayudar a Joanne a bajar de peso, le prescribí un tónico hepático y la DLH. Le llevo cuatro meses para que ella perdiera quince kilos de exceso adquiridos desde que entró en la menopausia. Yo estaba muy contenta porque su presión sanguínea y su colesterol habían descendido con el efecto equilibrante de la DLH.

Si usted desea saber más sobre el uso de las cremas hormonales o acerca de los tónicos para el hígado visite nuestra pagina de Internet: www.weightcontroldoctor.com o http://www.liverdoctor.com, o lea mi libro *"Hormone Replacement The Real Truth – Balance your hormones naturally and swing from chandeliers"* (*La Verdad Acerca Del Remplazo Hormonal – Equilibre sus hormonas naturalmente*).

# Capítulo 7

## La Filosofía de la Dieta Para la Limpieza del Hígado

Antes de concentrarnos en los deliciosos y depurativos planes de comida y recetas de la Dieta para la Limpieza del Hígado (DLH), le voy a dar una descripción de la filosofía y logística de esta dieta.

La DLH está basada en muchos años de experiencia tratando enfermedades con medicina nutritiva. Se ha probado que funciona una y otra vez, inclusive en casos en donde la medicina convencional tuvo muy poco que ofrecer a los pacientes. He utilizado esta dieta con mucho éxito al restaurar la salud de pacientes con diversos problemas como obesidad, hígado dañado por alcohol, disfunción inmunológica (como alergias severas y enfermedades autoinmunes), dolores de cabeza, fatiga crónica, depresión, enfermedades en la piel, artritis, constipación crónica, síndrome del intestino irritable, colitis ulcerosa, la enfermedad de Crohn, infecciones recurrentes en los intestinos, candida y exposición excesiva a toxinas. Además, la DLH junto con los jugos naturales, pueden rejuvenecer a aquellas personas con mala salud en general y que desconocen las causas. Esto es muy importante porque muchos de estos pacientes luchan durante toda la vida sintiéndose cansados e irritables y, este estado es difícil de soportar cuando no se puede encontrar una causa y cuando no se puede vislumbrar una probabilidad de alivio.

Un hígado sano mantiene el torrente sanguíneo limpio protegiendo al sistema inmunológico de una sobrecarga y es fundamental para un metabolismo eficiente y para el control eficiente del peso. El mal funcionamiento del hígado, aún en grado leve, puede causar serios y diversos problemas de salud como aquellos nombrados anteriormente. Si se mejora la función del hígado por medio de dietas y tónicos, estos problemas de salud serán curados o al menos, notablemente, reducidos.

**Mi DLH le permitirá adelgazar y se sentirá con más energía, aún si todas las otras dietas lo han defraudado y su vida ha sido un largo sube y baja hacia un incremento constante de su peso. Esta vez será diferente, se lo puedo asegurar. La DLH lo hará adelgazar y se sentirá saludable.**

**La DLH será efectiva para usted y para todo aquel con problemas de peso. Es el único plan científico de comidas ideado por un doctor, con la finalidad de mejorar el funcionamiento del hígado. En la primera parte de este libro le he mostrado que este órgano es el más importante del metabolismo y es el único órgano que puede sacar grasa del cuerpo. La llave del éxito para adelgazar y mantenerse, es restaurando el funcionamiento del hígado en forma eficiente, lo cual no es difícil de hacer ya que usted tiene la información en este libro.**

Espero que las historias de los diferentes casos de mis pacientes que siguieron la DLH y tuvieron excelentes resultados (ver de páginas 11 a 14) sean una inspiración para usted. Por razones éticas, los nombres de los pacientes han sido cambiados, pero las historias de los casos son ciertos y basados en hechos reales. Los resultados de los casos son demasiado buenos para ser verdaderos, pero lo son, y debo admitir que cuando recién comencé a prescribir la DLH con frecuencia me asombrada de los buenos resultados que mis pacientes obtenían.

Creo que ellos veían mi asombro como algo gracioso y algunos se ofrecían amablemente para ser invitados en el programa de radio y hacer conocer a otros de sus resultados positivos. Después del programa teníamos siempre cientos de preguntas, hecho que me alentó a escribir este libro.

De esta manera, usted puede comenzar la DLH con mucho entusiasmo y confianza. Además me gustaría escuchar de usted al final del plan de las ocho semanas para saber del éxito obtenido. Visite www.liverdoctor.com y envíe su e-mail a Dra. Sandra Cabot.

## Hablemos acerca de la comida

Usted disfrutará mucho de la comida en esta dieta ya que las recetas son livianas, nutritivamente balanceadas y con mucho sabor. He trabajado con varias mujeres que son excelentes cocineras, para brindarles estas delicias culinarias que usted encontrará en la DLH.

En la variedad está el gusto y en la DLH usted no se aburrirá de la comida.

La DLH es muy simple, lo cual hace más fácil seguirla y aumenta las probabilidades de éxito. No hay necesidad de recordar reglas complejas de combinación de alimentos o contar esmeradamente cada caloría o gramo de grasa. Solo necesita relajarse, seguir los menús creados en este plan de ocho semanas.

Si está de viaje o no puede encontrar el libro o no tiene tiempo de cocinar, todavía puede hacer esta dieta siguiendo los doce principios (descritos en las paginas 37 a 53) hasta que usted pueda volver a la normalidad.

Si por alguna razón, usted se sale de la dieta, por 24 horas a causa de haber consumido con desenfreno queso y chocolate, o por tomar demasiadas bebidas alcohólicas, no se desespere. Todo lo que necesita hacer es retornar a la DLH y agregar dos días más a las ocho semanas. Usted preguntará, "¿por qué dos días extras cuando he salido de la dieta solamente un DIA?". La respuesta es que, si usted sobrecargó a su hígado con grasa, azúcar o alcohol mientras está en medio de la DLH, está creando un disturbio metabólico mayor que el que provocaría si lo hace mientras come y bebe de forma no saludable.

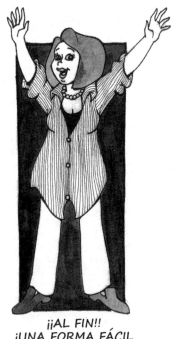

**¡¡AL FIN!!**
**¡UNA FORMA FÁCIL**
**DE ESTAR EN FORMA!**

# CAPÍTULO 8

## El Plan de Comidas de Ocho Semanas

La DLH consiste en **un plan de comidas de ocho semanas**, que le dan gran variedad de comidas balanceadas y nutritivas. Usted deberá seguir la dieta por ocho semanas para limpiar y rejuvenecer su hígado completamente, sin embargo usted puede continuar la dieta por más tiempo, con toda confianza, si es que desea seguir perdiendo más peso después de las ocho semanas. En general se pierden aproximadamente diez kilos una vez terminado el período de ocho semanas, pero algunas personas adelgazan más aún. Además de este plan de comidas, un buen tónico hepático (como Livatone) puede resultar beneficioso para adelgazar debido a sus efectos en el funcionamiento del hígado. Algunas personas repiten una y otra vez esta dieta a fin de mantener un peso saludable, desintoxicar su cuerpo y también porque se sienten mucho mejor mientras están siguiendo este régimen. Es totalmente seguro y beneficioso seguir la DLH en forma indefinida, especialmente si padece de alguna enfermedad del hígado o tiene problemas en el sistema inmunológico. Existen muchas recetas y sugerencias de tal manera que puede variar los menús.

**Después de haber terminado** el plan de comidas de ocho semanas, la sugerencia es que usted continúe comiendo en una forma "conciente" para su hígado, siempre dentro de las pautas establecidas y siguiendo los doce principios vitales que usted puede encontrar en las páginas 37 a 53. De esta manera, mantendrá su peso bajo control y sus niveles de energía altos. Si su peso empieza a aumentar, probablemente usted esté consumiendo mucha grasa hidrogenada y carbohidratos refinados entonces le sugiero que retorne a la DLH durante otras ocho semanas.

La DLH es una magnífica forma de alimentarse, tanto para hombres como para mujeres. Muchos hombres que disfrutan de algunos tragos encontrarán en esta dieta una excelente manera de mantener el hígado en plena forma. Si usted sufre de cualquier problema de salud serio, como diabetes insulino dependiente, trombosis o enfermedad de los riñones, debería decirle a su médico que desea seguir con la DLH. Esta dieta no ha sido diseñada para mujeres embarazadas quienes tienen necesidades nutritivas especiales; ellas deben seguir el consejo de su propio médico o nutricionista.

**Las primeras dos semanas de la DLH** no son rigurosas porque el hígado puede tener un alto nivel de toxinas y una significante acumulación de depósitos de grasas y no queremos liberarlos al torrente sanguíneo demasiado rápido porque puede causar una reacción a la eliminación bastante desagradable.

**Las cuatro semanas siguientes de la DLH** son más exigentes porque en este tiempo el hígado y usted estarán acostumbrados a esta dieta y se sentirá más energía. Permanezca en su dieta durante estas cuatro semanas ya que es realmente necesario limpiar el hígado en un nivel más profundo. Si se siente cansado/a o tiene dolores de cabeza, por favor beba más agua para eliminar las toxinas del cuerpo durante este periodo crítico de la dieta.

**Las últimas dos semanas de la DLH** son menos exigentes que las cuatro semanas anteriores, pero más rigurosas que las dos primeras semanas. La razón de esto es por que usted necesita hacer una transición gradual en sus hábitos alimenticios una vez que haya terminado con la DLH.

Una vez concluido el plan de las ocho semanas, le recomiendo, de nueva cuenta, que siga con las doce estrategias para la salud de su hígado (información que encontrará de la página 37 a 53) para mantener un metabolismo dinámico, por medio del cuidado del hígado.

En esta dieta usted consumirá muchas frutas y verduras crudas porque esto es lo que su hígado desea. Los alimentos crudos son limpiadores hepáticos y alrededor del 40% de su dieta consistirá en frutas y verduras crudas. En particular, las verduras de hojas color verde oscuro y las frutas y verduras de color naranja y rojo contienen enzimas vivas, antibióticos naturales, clorofila, carotenoides y bioflavonoides que sanarán el hígado y limpiarán los intestinos.

Las frutas y verduras crudas reducirán el exceso de acidez haciendo que el equilibrio bioquímico ácido-base del cuerpo sea más alcalino y esto es lo más   importante para aquellos que sufren una inflamación excesiva.

La mayoría de las personas no comen suficientes verduras y frutas crudas y la DLH, ya que las recetas de las ensaladas son deliciosas y le enseñamos como preparar estos alimentos de manera que le resulten apetecibles. ¡Los aderezos para las ensaladas son muy sabrosos y lo harán amante de las ensaladas para siempre!

**Las fuentes de proteínas** en la DLH son las legumbres, granos, semillas y nueces en varias combinaciones, pescados y mariscos así como también pollo y huevos de granja (de corral). Otro tipo de carnes o productos lácteos no se deben comer en la DLH.

Si bien las carnes rojas, de cerdo u otras aves de corral (excepto pollos de granja o de corral) no están incluidas en la Dieta para la Limpieza del Hígado, no pienso que estos alimentos sean perjudiciales para su salud si se comen con moderación (tres o cuatro veces por semana).Cuando elija comer estas carnes, use las variedades magras y evite freírlas u hornearlas en  grasa.

**Durante las cuatro semanas de en medio  hay más comidas vegetarianas y no están permitidos ni pollo ni yemas de huevo.**

**El desayuno** es generalmente liviano y consiste de frutas crudas y cereales con leche de soya, leche de arroz o leche de almendras. Para aquellos que adoran el desayuno o gastan mucho de su energía física durante la mañana, hemos sido muy creativos y tenemos deliciosos licuados de fruta, panqueques, sabrosos sándwiches tostados, hamburguesas de frijol de soya y pastelitos caseros,  para escoger.

Si padece de una enfermedad del hígado o siente que su metabolismo es muy lento, se puede limitar a comer frutas crudas y jugos naturales para el desayuno ya que éste es el mejor programa para limpiar el hígado de todos. En principio, éste es similar al de la dieta "En plena forma para siempre" *(Fit for Life)* donde solamente se comen comidas crudas hasta el almuerzo. Sin embargo, la DLH da la opción de una mayor variedad de desayunos, especialmente si las personas hacen mayor trabajo físico por la mañana o para aquellos que sufran de bajo nivel de azúcar en la sangre (hipoglucemia) en la mitad de la mañana es necesario escoger uno de los menúes de desayuno más sustanciosos que contengan proteínas así como fruta cruda. Al incluir algo de proteína en el desayuno su nivel de azúcar en la sangre será más estable.

Si usted desea adelgazar con mayor rapidez o si tiene muchos kilos extra digamos más de veinte, la opción es limitar el desayuno a frutas crudas y jugos naturales porque será más efectivo. Mucha gente disfruta hacer la DLH porque ésta les da una amplia selección y variedad en los menús, pudiendo adaptar el programa nutritivo de acuerdo a las necesidades individuales.

**Las recetas de almuerzo y cena** pueden ser intercambiables, si usted desea un almuerzo abundante pude optar por la receta de la cena y la receta del almuerzo, que es más ligera, la utilice para la cena. Si quiere una comida sustanciosa, tome una sopa y un plato principal o un plato principal seguido de un postre. **En la DLH, usted no debe comer más de dos platos principales en una comida** por que una combinación de éstas (ya sea poca o excesiva) genera una pesada carga para el hígado.

Hay una gran variedad de platos principales y sopas que usted puede escoger. Si no tiene mucho apetito, le sugiero que elija una alternativa liviana como una ensalada, un sándwich de ensalada o simplemente uno de nuestras deliciosas sopas. Recuerde, la estrategia número uno para su hígado es saber escuchar a su propio cuerpo, si usted no siente apetito cuando es la hora del almuerzo o de la cena, simplemente tome una ensalada o un jugo fresco ya que su hígado puede estar trabajando muy duro para eliminar todas las grasas y toxinas acumuladas en años de malos hábitos alimenticios. Éste es un trabajo sagrado, por lo tanto, no lo interrumpa. Recuerde que es aceptable dejar pasar una comida si usted no siente hambre. No se sienta culpable si no hace una comida, simplemente tome un jugo fresco de verduras crudas o, en lugar de eso, un pedazo de fruta o una ensalada. El ayuno ha sido practicado desde tiempos inmemorables como una ayuda para limpiarse internamente y rejuvenecer.

**Los postres o dulces** están permitidos en la DLH por la simple razón de que algunas personas desean comer algo dulce al terminar su cena o comida. Tenemos dulces, ensaladas de frutas muy simples y también algunos dulces muy exóticos. No incluimos dulces que puedan parar el proceso de limpieza del hígado.

Si usted se siente satisfecho después de comer su plato principal, le sugiero que solo coma una fruta cruda como postre o, simplemente omítalo; escuche lo que su cuerpo le pide.

Comer bocadillos (que estén dentro de los alimentos permitidos) entre comidas esta bien si siente apetito. En esta dieta puede tener un máximo de tres comidas principales por día, con pequeños bocadillos entre una comida y otra. Sin embargo, le sugiero no consumir más de dos o tres bocadillos diarios, especialmente si está tratando de perder peso; entre ellos puede optar por zanahorias crudas, cabos de apio con hummus (pasta de garbanzo), un pedazo de fruta o un puñado de almendras o castañas crudas, semillas y pasas de uva. Puede optar por otros bocadillos como por ejemplo una galleta de arroz con aguacate o hummus.

En lugar de comer estos aperitivos... ¿por qué no tomar un jugo natural que limpie el hígado? Pruebe zanahorias, repollo, pepino, betabel, manzana, naranja, espinaca, y raíz de jengibre fresca en varias combinaciones. Puede agregar una pequeña cantidad de cebolla colorada y/o ajo al jugo que prepare.

Los jugos frescos y naturales son tónicos poderosos que curan y limpian el hígado. Por esta razón, un extractor de jugos es imprescindible mientras usted siga la DLH. **Además, los mejores bocadillos que ofrece esta dieta son los jugos naturales.**

Si usted tiene un estómago sensible o quiere aumentar el consumo de líquidos, diluya los jugos con una manzana extra o agua filtrada y/o cubitos de hielo.

Es importante recordar que ciertos refrigerios no son limpiadores del hígado y le sugerimos que los evite. Estos son algunos de los bocadillos o refrigerios que hay que evitar, todos los productos lácteos (leche, mantequilla, quesos, crema de leche, yogurt, helados, chocolate de crema entera), papas fritas, patatas fritas calientes, comida frita, galletas saladas, carnes conservadas, galletas o bizcochos dulces, pasteles, rosquillas fritas, caramelos, helado de crema de leche y cualquier producto envasado o en paquete cargado de químicos y grasas dañinas. Todos estos productos interferirán con el proceso de desintoxicación de la DLH.

# Plan del Menú Básico

Los menús en la DLH son simples y fáciles de seguir

Están divididos en tres secciones:

## 1.- SECCIÓN UNO – Las dos primeras semanas:

Los menús se pueden encontrar desde la página 72 hasta la página 76. Hay muchos y variados desayunos, almuerzos y cenas para elegir. Se da la página de referencia para cada receta y todas las recetas están en el capítulo 9 de este libro.

## 2.- SECCIÓN DOS – Las Cuatro Semanas del Medio:

Los menús se pueden encontrar desde la página 77 hasta la 82. Hay una gran variedad de desayunos, almuerzos y cenas para elegir. Se da la página de referencia para cada receta y todas las recetas están en el capitulo 9 de este libro.

## 3.- SECCIÓN TRES – Las Dos Últimas Semanas

Los menús se pueden encontrar desde la página 83 hasta la 88. Existe una variedad de desayunos, almuerzos y cenas para escoger. Se da la pagina de referencia para cada receta y todas las recetas están en el capítulo 9 de este libro.

No es necesario probar todas las recetas y si hay algunas de ellas que no le apetecen puede omitirlas. Si hay recetas que usted adora o lo hacen sentir fabuloso/a, puede repetirlas dentro de la correspondiente sección de la dieta. Recuerde que es importante mantenerse en los menús dentro de cada sección mientras usted todavía está en esa sección. En otras palabras, no prepare recetas de la sección uno (primeras dos semanas), mientras usted está en la sección dos (las 4 semanas intermedias), de lo contrario desacelerará el proceso de limpieza del hígado.

# Planes de menús de la Dieta para la Limpieza del Hígado

## Sección Uno – Las Primeras Dos Semanas

## Desayunos – Sección Uno

**Lo primero que debe hacer al levantarse es beber dos vasos de agua purificada con el jugo de un limón fresco, una lima o una naranja para limpiar el hígado. Seguidamente tome un jugo de vegetales crudos hechos de zanahorias, repollo, betabel, apio, manzana, raíz de jengibre, espinaca, etc.**

## Usted puede tomar cualquiera de los siguientes desayunos:

• Ensalada de fruta fresca usando frutas de la temporada. Puede agregar tres cucharadas de LGA (página 126) ya que esto le dará proteínas y más fibras. Si desea también puede adicionar cuatro o cinco cucharadas de Crema de Fruta y Nueces (página 126) a la ensalada.

• Dos panqueques de harina integral (página 132) con fruta fresca, limón o jugo de naranja con miel, nueces picadas y un poco de mezcla de LGA.

• Licuado del Apurado (página 125) excelente si usted desea algo rápido, ligero y un desayuno fácil de digerir.

• Cereales sin azúcar o sin endulzar hecho en casa (muesli) o avena enrollada cocinada. Use aproximadamente 40 ó 50 gramos de cereal. Utilice leche de soya sin azucarar, leche de almendras o de arroz sin azúcar. Puede agregar plátano, manzana o durazno (albaricoque) si usted desea, agregue tres o cuatro cucharadas de LGA para más proteínas.

• Tostadas, dos o tres rebanadas de pan integral, alforfón, pan de centeno sin levadura u otro pan de buena calidad que puede comprar en cualquier tienda naturista. Puede agregar algo dulce como tahini (pasta de ajonjolí), miel, y LGA; plátano, miel y LGA o nuestra Jalea de Albericoque (página 126).
• También puede usar nuestra Jalea de Piña y Jengibre (página 126) o puré de plátano con arándanos azules o moras y jugo de limón; o un plátano en rodajas con fruta de kiwi y LGA espolvoreado. Por favor evite las jaleas, mermeladas y conservas comerciales.

Si usted prefiere, le puede poner al pan tostado huevos de granja pasados por agua, hervidos o al curry (página 132) o Tomates Asados (página 133), o sardinas, salmón, atún o champiñones frescos cocidos (página 133). Otra deliciosa recomendación para poner en el pan tostado es el aguacate fresco con jugo de una lima o limón, cebolla verde finamente picado y pimienta negra. Nuestro sabroso Tofu para Untar (página 127) es otra alternativa para el pan tostado.

• Bollitos de Plátano y Nueces o Bollitos de Manzana (páginas 128 y 129). Le sugiero que tome de uno a dos pedazos de fruta fresca con uno o dos bollitos.

• Un tazón de arroz integral cocido (aproximadamente 70 gramos) con germen de trigo y tres cucharadas de LGA. Agregar leche de soya sin azúcar y fruta fresca como plátanos y fresas, o pasas.

• Los sándwiches tostados (página 131) son muy buenos en invierno. Puede acompañarlo con un ensalada de verduras crudas, como lechuga, tomates pequeños (del tipo cherry) y zanahorias.

• Hamburguesa de frijol de soya (página 130) con una ensalada de pepino, tomates pequeños y zanahorias.

• Tofu revuelto (página 133) acompañado con una ensalada de tomates cherry, zanahorias cortadas en tiritas y rodajas de manzana.

Si usted es intolerante al trigo puede sustituir harina de trigo por otras harinas como harina de centeno, de cebada, de arroz, de trigo sarraceno, de maíz, de patatas, de frijoles de soya y de garbanzo, etc.

# Almuerzos – Sección Uno

## Usted puede tomar cualquiera de los siguientes almuerzos:

• Sándwiches usando pan integral, pan de centeno sin levadura (hecho con pasta amarga), pan de arroz, pan de maíz o polenta, pan con hierbas y aceitunas, pan con nueces, o cualquier tipo de pan de buena calidad que usted puede comprar en cualquier almacén naturista. Puede untar al pan con aguacate, tahini (pasta de ajonjolí) o hummus o pasta de garbanzo (página 127). No use ninguna margarina o mantequilla.

Para los sándwiches utilice zanahorias ralladas, calabacín (zucchini), betabel y calabacitas. Si desea, agregue pescado enlatado como sardinas, atún, salmón rojo o salmón rosado.

Otro sándwich delicioso es el de Tofu para Untar o Pasta de Tofu (página 127).

Otros sándwiches sugeridos son tofu con zanahorias ralladas y pasas; atún con zanahoria rallada, lechuga y anillos de cebolla roja, trocitos de pollo de granja, tomate, cebolla, lechuga y menta fresca picada; rodajas de aguacate con brócoli al vapor y un chorrito de aceite balsámico o una salsa de soya baja en sal; tahini, zanahoria rallada y albericoques secos.

Para sazonar los sándwiches, puede utilizar pimienta negra, pimienta con limón, cilantro picado, cebollino (cebolleta, cebolla verde), chalotas o cebollas rojas.

• Ensalada de Aguacate, Naranja y Champiñones (página 102). Puede acompañarlo con una o dos rebanadas de pan y un huevo de granja duro o una lata pequeña de atún.

• Ensalada Condimentada de Mariscos (página 106) acompañado de una ensalada de zanahorias ralladas, remolacha, tomates pequeños tipo cherry y pepino.

• Ensalada de Atún y Pasta. (página 110).

• Ensalada de Manzana, Zanahoria y Betabel (página 114) acompañada de media pechuga o muslo de pollo de granja (pollo de corral) sin piel.

• Ensalada de Melón y Pechuga de Pollo (página 113).

• Sopa de Papas y Puerro (página 116) con un pan tostado untado con puré de aguacate y LGA encima, acompañada con una porción pequeña de ensalada de apio, tomate y una manzana en rodajas.

• Sopa de Calabaza (página 122) con un pan tostado con tahini, cubierta con cilantro, cebollino y perejil picados.

• Sopa de Pollo a la Madeleine (página 123) y como guarnición ensalada de lechuga, apio, pimiento morrón y rodajas de zanahorias.

• Sopa de Lentejas y Puerros a la Florentina. (página 119) con un pan tostado con hummus (página 127) y cubrir con zanahoria rallada cruda, betabel y calabacín (zucchini); sazonar con pimienta negra fresca en granos y cebollinos si desea.

• Ensalada mixta de Alubias o Porotos (página 106) con una guarnición de ensalada de zanahoria y remolacha crudas ralladas, tomates cherry, pimiento morrón rojo y lechugas rematado con LGA.

• Pizza Pita (página 147) acompañado de una ensalada de lechuga, zanahoria y betabeles crudos rallados, pimiento morrón y pepino.

• Pasta Fabulosa de Atún y Tomates (página 148) como guarnición ensaladas de lechuga, zanahoria y betabeles crudos rallados, pimiento morrón y pepino.

• Crepas Sabrosas (página 136) con ensalada de perejil, tomates pequeños, palitos de zanahorias, lechuga y pimiento morrón.

• Sorpresa de Zanahorias y Semillas de Girasol (página 137).

• Omelet de Zucchini con Hierbas (página 134) con ensalada de perejil, tomates pequeños tipo cherry, palitos de zanahoria, lechuga y pimiento morrón.

• Arroz Silvestre con Crema de Wspinacas (página 153) con una ensalada de lechuga, tomates y pepino.

• Dolmades (hojas de parra rellenas) (página 136), con una guarnición de ensalada de perejil, tomates pequeños (cherry), palitos de zanahorias, lechuga y pimiento morrón.

• Espagueti con Salsa de Tomate Picante (página 141) con una ensalada de zanahoria, betabel y pepinos crudos y rallados, perejil, chalotas o cebolleta.

• Lentejas Rojas con Alcachofas (página 146) coronada con LGA y como guarnición una ensalada de zanahoria, remolacha, pepinos crudos y rallados, perejil y chalotas o cebollinos.

• Usted puede escoger cualquiera de nuestras riquísimas ensaladas (páginas 102 a 114) y aderezos para las ensaladas (páginas 97 a 101) con dos rebanadas de pan tostado o dos galletitas secas o galletas de arroz.

# Cenas – Sección Uno

Puede elegir cualquiera de las sopas (de la página 115 a 124) o cualquiera de los postres (de la página 156 a 163) con cualquiera de los platos principales sugeridos en esta sección. No coma más de dos platillos para la cena (por ejemplo, no escoja una sopa, un plato principal y un postre, lo cual serían tres platos que causarían un trabajo extra en el hígado y, además, producirían una digestión y metabolismo más lentos.)

**Siempre coma ensalada de verduras crudas con su plato principal ya que éstas mejorarán su digestión.** Si desea, puede agregar un aderezo ligero. Si usted tiene un sistema digestivo débil tome pequeños sorbos de un vaso de agua pequeño con una cucharadita de vinagre de manzana sin alcohol durante la comida.

Si usted no tiene mucho apetito para la cena, omita el plato principal y solo elija la sopa y un pan tostado o alguna de nuestras ensaladas (vea las páginas 102 a 114). Para los platos con pollo solo escoja pollos de granja (se conocen también como pollos de corral, camperos u holístico) sin piel.

## *Platos principales:*

- Ratatouille de verduras (página 151) con un bol de arroz integral espolvoreado con LGA.
- Pescado cocido al vapor con jengibre y cebollas verdes (página 148).
- Pimientos rellenos (página 150)
- Pollo paraíso de Kaye Bell (página 151)
- Arroz frito con huevos y verduras (página 155)
- Bakmi Goreng (página 152), muy bueno si usted le gusta la comida de Indonesia.
- Tomates rellenos con Arroz silvestre (página 134) y dos patatas al horno.
- Filete de pescado al vapor con hierbas (página 135).
- Setas silvestres y ragout de castañas (página 154).
- Kebabs picante de pollo (página 138).
- Omelet Zucchini con hierbas (página 134)
- Cacerola de verduras (página 137).
- Pollo y almendras (página 149).
- Papas rellenas con frijol cocido en salsa (página 138)
- Pescado a la parrilla y calabaza al horno con semillas de ajonjolí (página 137).
- Pollo Chow Mein (página 139).
- Espagueti con salsa de tomate picante (página 141).
- Tortas de pescado para la familia (página 141).
- Verduras calientes al curry (página 143).
- Pollo fácil y puerros a la cacerola (página 143).
- Frijol con champiñones (página 140).
- Arroz frito con camarones (página 144).
- Cacerola dorada (página 144).
- Salsa de pollo picante y pasta (página 145)
- Kebabs ratatouille (página 146).
- Róbalo (perca) a la parilla con hinojo (página 147).
- Pescado entero al estilo chino (página 139).
- Pan de salmón y albahaca (página 147).
- Arroz silvestre con crema de espinaca (página 153).

## Sección Dos – Las Cuatro Semanas del Medio

## Desayuno – Sección Dos

**Lo primero que debe hacer al levantarse es beber dos vasos grandes de agua purificada con el jugo de un limón fresco, una lima o una naranja para limpiar el hígado. Quince minutos después tome un jugo hecho de zanahorias, apio, repollo, manzana, naranja y perejil (dos o tres rodajas de cebolla roja, esto es opcional).**

Usted puede tomar cualquiera de los siguientes desayunos:

• Ensalada de fruta fresca usando tres o cuatro frutas de estación. Puede agregar de dos a cuatro cucharadas de LGA (página 126) para mayor proteína y fibras o puede añadir nuestra Crema de Fruta y Nueces (página 126).

• Jugo de verduras crudas y/o jugos de fruta hechos en el extractor. Una buena combinación son zanahorias, betabel, apio, manzana, pera, naranja y jengibre. Trate diferentes combinaciones con estos ingredientes. Puede diluirlo con agua o agregar cubitos de hielo si así lo desea.

• Pan tostado, dos o tres rebanadas usando pan integral, pan de trigo sarraceno, o pan de centeno sin levadura u otro pan de alta calidad que puede adquirir en cualquier tienda naturista. Puede untar al pan con tahini, miel y LGA; plátano, miel, y LGA o nuestra jalea de damascos (página 126) o Jalea de piña y jengibre (página 126). Otra alternativa para poner al pan es el puré de plátano con moras y jugo de limón o rodajas de plátano y kiwi con LGA. Por favor evite mermeladas, jaleas y conservas comerciales.

Si usted tiene preferencia por lo salado puede untar al pan tostado con Tomates a la Parilla (página 133) o sardinas, salmón, atún o setas frescas cocidas. Otra posibilidad es usar rodajas de aguacate con el jugo de un limón o lima, cebollas verdes picadas y pimienta negra fresca en granos. Nuestra riquísima Pasta de Tofu (página 127) es otra buena alternativa para acompañar el pan tostado.

**Recomendación durante la Sección Dos: las yemas de huevos deberán evitarse.**

• 1 tazón de arroz integral cocinado (aproximadamente 75 gramos) con una cucharada de germen de trigo y tres cucharadas de LGA. Agregar leche de soya sin azúcar y fruta fresca como bananas y fresas, o pasas, ciruelas secas o albericoques secos. Puede agregar nuestra deliciosa Crema de Frutas y Nueces (página 126).

• Cereales sin azúcar preparados en casa (Muesli página 131) o avena enrollada cocida. Use alrededor de 40 ó 50 gramos de cereal. Utilice leche de soya, de almendras o de arroz sin azúcar. Agregue tres o cuatro cucharadas de LGA para proteína extra. Si usted desea, incorpore plátano, manzana o albericoque frescos.

• Licuado de fruta fácil de preparar. Coloque media taza de peras o duraznos enlatados sin azúcar en una licuadora con 120 ml. de leche de soya o leche de arroz sin azúcar, una cucharada de lecitina en gránulos, dos cucharadas de LGA y una cucharada de germen de trigo. Licue todos los ingredientes hasta que este homogéneo y agregue cubitos de hielo si desea.

• Ensalada de Fruta Dorada hecha con rodajas de papaya, melón, duraznos (se puede sustituir por duraznos envasados al natural) y mango con jugo de naranja fresco recién exprimido. Rocíe con dos cucharadas de LGA.

• Licuado del apurado (página 125) es excelente si usted quiere un desayuno liviano, rápido y fácil de digerir.

• Batido Nanastrawski (página 125) es un desayuno líquido, energético y pleno.

• Batido Mágico y Saludable de Melón (página 125) es un desayuno líquido muy liviano y refrescante.

• Ponche de Verano (página 125) es ideal para quienes desean bajar de peso, es purificador y muy liviano.

• Galletas de arroz con Hummus o Pasta de Garbanzo (página 127), rodajas de tomate, perejil y Pasta de Palta o Aguacate (página 127).

• Sopa de Frutas (página 120) es una sopa fría, exótica, para una mañana calurosa de verano. Sus amigos concientes del hígado, gustarán mucho de esta sopa ideal para la media mañana. Servirlo con rodajas de fruta fresca.

• Tofu Revuelto (página 133) con una guarnición de ensalada de tomates pequeños de tipo cherry, palitos de zanahoria y rodajas de manzana.

# Almuerzo – Sección Dos

## Usted puede escoger cualquiera de estos almuerzos:

• Arroz Silvestre con Crema de Espinacas (página 153) con una ensalada de lechuga, tomates y pepino.

• Lentejas Rojas con Alcachofas (página 146), espolvorear con LGA y como guarnición, ensalada de remolacha, zanahoria y calabacín crudos y rallados, perejil y chalotas o cebollinos.

• Pasta Fabulosa de Atún y Tomates (página 148) con ensalada de lechuga, zanahorias y betabeles crudos y rallados, pimiento morrón y pepino.

• Sopa de Lentejas y Puerros a la Florentina (página 119) con una rebanada de pan tostado untado con Hummus (página 127) cubierta con betabel, zanahorias y calabacín crudos y rallados. Sazonar con pimienta negra y cebollinos.

• Ensalada de Brotes (página 103) con uno de nuestros aderezos y salmón enlatado (85-140 gr).

• Ensalada de Brotes de Bambú, Zanahoria y Pasas (página 105) con uno de nuestros aderezos y Tabule (página 108). Espolvorear con LGA.

• Ensalada de Aguacate, Mango y Lima (página 108) y Ensalada deliciosa de arroz y elote (página 105).

• Ensalada de Crustáceos (página 110) y tres tallos pequeños de apio.

• Ensalada de Frijoles Mixtos (página 106) con ensalada de zanahorias y betabeles crudos, rallados; tomates cherry, pimiento morrón y lechuga. Espolvorear con LGA.

• Ensalada de Verduras y Papas (página 111) con galletas de arroz con Hummus (página 127) y cebollino o cebollas verdes finamente picadas. Agregar LGA.

• Puntas de Espárragos con Ensalada de Lechuga (página 112) y una o dos rebanadas de pan integral o pan de centeno sin levadura con Pasta de Tofu (página 127) para untar.

• Ensalada Cosecha de Arroz (página 109) y Fresca Ensalada Verde de la Huerta (página 109).

• Ensalada de Pasta con Aguacate (página 113) y Ensalada de Zucchini (calabacín) (página 112)

• Ensalada de Manzana, Zanahoria y Betabel (página 114) con una o dos rebanadas de pan tostado con sardinas y cebollas verdes o cebolletas.

• Ensalada de Chícharos (página 114) con Sopa Minestrone (página 124) y una rebanada de pan tostado.

• Sopa de Papas y Puerros (página 116) con dos rebanadas de pan tostado con Hummus (página 127), zanahoria y betabel crudos y rallados con LGA como cubierta.

• Sopa de Habas (página 115) con un pequeño tazón de arroz integral, una cucharadita de aceite de oliva virgen (prensado en frío), cebollinos cortados y tomates secos. Sazonar con pimienta negra fresca en granos

• Sándwiches con pan integral, pan de centeno sin levadura, pan de arroz, de maíz, de hierbas y aceitunas, pan de nueces o cualquier pan de buena calidad.

Puede untar el pan con aguacate, tahini o Hummus (página 127). No use ningún tipo de mantequilla o margarina. Para los sándwiches ralle zanahorias crudas, betabeles crudos, calabacines o zucchinis crudos. Puede agregar pescado en lata como sardinas, atún, salmón rojo o salmón rosado si usted desea.

Otra saludable y sabrosa forma de preparar los sándwiches es con Pasta de Tofu (página 127).

Otra sugerencia para los sándwiches es tofu con zanahoria rallada y con pasas; atún con zanahoria rallada, lechuga y anillos de cebolla roja; tomate, cebolla, lechuga y menta fresca picada; rodajas de aguacate con brócoli al vapor y un chorrito de aceite balsámico o salsa de soya (baja en sal); tahini, zanahoria rallada y albericoques secos.

Para dar sabor a los sándwiches puede usar pimienta negra, sal marina, coriandro o cilantro picado; albahaca, cebollinos o cebollas verdes picados.

• Tomates Rellenos con Arroz Silvestre (página 134) con ensalada de zanahorias y remolachas crudas y ralladas, semillas de girasol, pepino, perejil y cualquiera de nuestro aderezos.

• Sopa de Fideos (página 115) con dos galletas de arroz untadas con Tallin, rodajas de tomate, perejil, rodajas de pepino y LGA.

• Sopa de Chícharos Partidos (página 120) con dos rebanadas de pan tostado con frijoles cocidos en salsa de tomate y perejil.

• Consomé de Champiñones (página 121) acompañado de dos galletas de arroz con atún o salmón rojo, lechuga y perejil.

• Ensalada de Pasta con Aguacate (página 113) y Ensalada de Col (página 112) espolvoreado con LGA.

• Ensalada de Atún y Pasta (página 110).

• Ensalada de Tomates Cherry, Aguacate y Toronja (página 110) y Róbalo o Perca de mar con Hinojo (página 147)

• Camarones Condimentados con Brócoli (página 142) con ensalada de zanahoria y betabeles crudos ambos rallados o picados y perejil.

• Alforfón (trigo sarraceno) y Verduras (página 152) con LGA acompañado con una ensalada de palitos de zanahoria y de apio, manzanas y nueces.

• Champiñones con Nueces y Aderezo con Aceite de Nueces (página 107) y fresca ensalada verde de la huerta con semillas de girasol y un tazón chico de arroz integral.

• Tabule (página 108) con dos galletas de arroz untadas con Pasta de Tofu (página 127).

• Pasta Integral con una selección de verduras usando la técnica china de salteado (stir-fried) con ajo, cebollas, salsa de soya o pasta de tomate con pimienta negra en granos y ají picante (opcional). Agregue LGA para terminar.

# Cenas – Sección Dos

Usted puede escoger cualquiera de las sopas (las recetas las encontrará de la página 115 a la 124) o cualquiera de los postres (las recetas de la página 156 a la 163) que acompañará con cualquiera de los siguientes platos principales. No coma más de dos platos para la cena (por ejemplo, no elija una sopa, un plato principal y un postre, lo cual serían tres platos, esto generará un trabajo extra a su hígado y producirá una digestión y metabolismo más lentos.).

Escoja siempre una ensalada de verduras crudas con su plato principal ya que esto mejorará su digestión. Puede utilizar un aderezo ligero si lo desea. Pero si su sistema digestivo es débil pruebe tomar un vaso de agua pequeño con una cucharadita de vinagre de manzana durante la comida.

Si no tiene mucho apetito para la cena, omita el plato principal y simplemente tome una sopa con un pan tostado o una de nuestras ricas ensaladas (de la página 102 a 114).

Durante las cuatro semanas de en medio (sección dos) usted debe evitar comer pollo y yemas de huevo, pero los mariscos están permitidos. En las recetas que llevan caldo de gallina o caldo de verduras, es aconsejable elegir el caldo de verduras.

## Puede escoger cualquiera de estos platos principales:

• Tomates Rellenos con Arroz Silvestre (página 134).

• Filete de Pescado al vapor con Hierbas (página 135).

• Champiñones Silvestres y Ragout de Castañas (página 154).

• Cacerola de Verduras (página 137) con un tazón de arroz integral espolvoreado con LGA.

• Papas Rellenas con Frijoles Cocidos en Salsa (página 138).

• Calabaza al Horno con Semillas de Ajonjolí (página 137).

• Pescado Entero al Estilo Chino (página 139).

• Hamburguesas de Frijol de Soya (página 140).

• Espagueti con Salsa de Tomate y Chile (página 141).

• Tortilla de Pescado (página 141).

• Verduras Calientes al Curry (página 143).

• Frijoles con Champiñones (página 140).

• Arroz Frito con Camarones (página 144).

• Camarones Condimentados con Brócoli (página 142).

• Escalopas con Semillas de Ajonjolí Molidas (página 142).

• Lentejas Rojas con Alcachofas (página 146) con un tazón de arroz integral y LGA espolvoreado.

• Kebabs Ratatouille (página 146) con un bol de arroz integral con LGA.

• Pizza Pita (página 147).

•Salmón a la Parilla (página 146).

• Róbalo o Perca de Mar con Hinojo (página 147).

• Fabulosa Pasta de Atún y Tomate (página 148).

• Ratatouille de Verduras (página 151).

• Pescado Cocido al Vapor con Jengibre y Cebollas Verdes (páginas 148).

• Alforfón (trigo sarraceno) y Verduras (página 152).

• Verduras Salteadas sin Aceite (página 150).

• Pimientos Rellenos (página 150).

• Verduras Salteadas con Salsa Tahini (página 153).

• Arroz Silvestre con Crema de Espinaca (página 153).

• Paella de Verduras (página 135).

# Sección Tres – Las últimas dos semanas

## Desayuno – Sección Tres

**Lo primero que debe hacer al levantarse es beber dos vasos grandes de agua purificada con el jugo de un limón, lima o naranja fresco para limpiar el hígado. Después de quince minutos, tome un jugo hecho de zanahoria, espinaca, naranja, repollo y perejil (opción de una o dos rodajas de cebolla roja).**

## Puede escoger cualquiera de los siguientes desayunos:

• Pan tostado, dos o tres rebanadas de pan integral, pan de trigo sarraceno, pan de centeno sin levadura u otro pan de buena calidad que consigue en cualquier almacén naturista. Usted puede untar al pan tostado algo dulce como tahini, miel y LGA; plátano, miel y LGA o nuestra Jalea de Albericoques (página 126); Jalea de Jengibre y Piña (página 126). También puede elegir puré de plátano, moras y jugo de limón o rodajas de plátano y fruta de kiwi espolvoreado con LGA. Por favor, evite mermeladas, jaleas y conservas comerciales.

Si usted prefiere algo salado en su pan tostado puede optar por huevos de granja hervidos, tibios o cocidos a la curry; Tomates a la Parrilla (página 133) o sardinas, salmón, atún o champiñones cocidos (página 133).
Otra opción para poner al pan tostado es el aguacate fresco cortado en rodajas con jugo de limón y cebollas verdes, finamente picadas con pimienta negra en granos. Nuestra sabrosa Pasta de Tofu (página 127) es también recomendada para untar en el pan tostado.

• Cereales como el muesli (pagina 135) preparado en casa o avena enrollada cocida. Use de 40 a 50 gramos de cereal. Emplear leche de soya, leche de almendras o leche de arroz sin azúcar. Agregar tres o cuatro cucharadas de LGA para más proteína en su desayuno. Si usted desea, puede añadir manzanas, plátanos o albericoques frescos al cereal.

• Dos panqueques de harina integral (página 132) con frutas frescas, limón o jugo de naranja con miel, nueces picadas y la mezcla de LGA.

• Bollitos de Plátano y Nueces o con Sabor a Manzana (página 128 y 129). Le sugiero que tome una o dos pedazos de fruta fresca con uno o dos bollitos.

• Ensalada de fruta fresca usando frutas de estación. Puede agregar tres o cuatro cucharadas de LGA (página 126) ya que esto le dará más proteínas y fibra. También puede agregar cuatro o cinco cucharadas de Crema de Frutas y Nueces (página 126) si así lo desea.

• Ensalada Dorada de Frutas (página 162) espolvoreada con LGA.

• Licuado del Apurado (página 125) es excelente si usted quiere un desayuno liviano, rápido y fácil de digerir.

• Arroz Dulce: un tazón de arroz integral cocinado (aproximadamente 75 gramos) con germen de trigo fresco y tres cucharadas de LGA. Agregue leche de soya sin azúcar, fruta fresca como plátanos y fresas o pasas. Si desea, puede añadir Crema de Frutas y Nueces (página 126).

• Arroz Salado: un tazón de arroz integral cocinado con Salsa de Champiñones (página 94) Acompañe con una ensalada de pimiento morrón, tomates pequeños, palitos de zanahorias y apio. Puede incluir dos o tres tomates secos si le agrada el sabor.

• Tofu Revuelto (página 133) con una ensalada de tomates tipo cherry, palitos de zanahoria y rodajas de manzana.

# Almuerzos – Sección Tres

## Usted puede elegir cualquiera de estos almuerzos:

• Ensalada Frijoles Mixtos (pagina 106) añadir LGA acompañado de Fresca Ensalada Verde de la Huerta (página 109).

• Sándwiches utilizando pan integral, pan sin levadura (hecho de pasta amarga), pan de centeno, pan de arroz, pan de maíz o polenta, pan con hierbas y aceitunas, pan de nueces o cualquier otro pan de buena calidad que usted puede adquirir en cualquier almacén naturista. Puede untar el pan con aguacate, tahini o Hummus (página 127). **No use mantequilla o margarina.**

Para preparar sus sándwiches utilice zanahoria cruda, calabacín crudo, betabel crudo y calabaza cruda, finamente rallados. Puede agregar pescado enlatado como sardinas, atún, salmón rojo o salmón rosado, si usted desea.

Otra forma de preparar un saludable sándwich es preparándolo con Pasta de Tofu (página 127).

Otros rellenos que le sugerimos son, tofu con zanahorias crudas ralladas y pasas; atún con zanahorias ralladas, lechuga y anillos de cebolla roja; pedacitos de pollo de granja (pollo de corral, campero), tomate, cebolla, lechuga y menta fresca picada; rodajas de huevo duro de granja con lechuga y pepino; rodajas de aguacate con brócoli al vapor y un chorrito de vinagre balsámico, o salsa de soya (baja en sal); tahini, zanahoria rallada y albericoques secos.

Para darle sabor a los sándwiches pueden usar pimienta negra, sal marina, albahaca, cilantro, cebollino o cebollas verdes.

• Sopa de Calabaza (página 122) con una rebanada de pan tostado untado con tahini y rematado con cilantro, cebellino y perejil.

• Sopa de Pollo a la Madeleine (página 123) acompañado con ensalada de lechuga, apio, pimiento y zanahorias cortadas en rodajitas.

• Ensalada de Melón y Pechuga de Pollo (página 113).

• Ensalada de Aguacate, Naranja y Champiñones (página 102) con un tazón pequeño de arroz integral, esparcido con LGA.

• Ensalada de Espinaca con Semillas de Ajonjolí (página 103) con atún o salmón enlatado.

• Ensalada tibia de Cebollas y Tomates Cherry (página 104) con un tazón de Sopa de Calabaza (página 122).

• Ensalada de Ejotes en Jengibre (página 104) con un tazón de arroz integral y una papa al horno.

• Ensalada de Brotes (página 103) con atún y salmón rojo.

• Ensalada Condimentada de Mariscos (página 106) seguida de una naranja pelada y cortada en cuatro.

• Tabule (página 108) con pescado a la parrilla o media pechuga de pollo de granja.

• Ensalada Cosecha de Arroz (página 109) con ensalada fresca.

• Coliflor y Brócoli con Hierbas y Vinagre (página 109) con dos huevos duros de granja y una rebanada de pan tostado.

• Sopa de Papas y Puerro (página 116) con dos rebanadas de pan tostado untado con Hummus (página 127) o tahini con LGA.

• Minestrone de Mamá (página 117) con dos tostadas o galletas de arroz untadas con tahini o Hummus (página 127) y con LGA.

• Sopas de Alubias Blancas (página 118) con LGA y servido con ensalada fresca.

• Sopa de Apio (página 116) con dos galletas de arroz con salmón rojo o atún o media pechuga de pollo de granja sin piel.

• Sopa de espárragos (página 118) con un tazón de arroz integral espolvoreado con LGA o dos huevos de granja cocidos y dos tostadas.

• Pizza de Pita (página 147) con ensalada fresca de huerta y un aderezo a su elección.

• Fabulosa Pasta de Atún y Tomates (página 148) con ensalada fresca simple con el aderezo que usted prefiera.

• Espagueti con Salsa de Tomate y Chile (página 141) con ensalada fresca de huerta y algún aderezo a su elección.

• Pasta Integral con una selección de verduras mixtas salteadas con ajo, cebollas, salsa de soya (baja en sal) o pasta de tomate con pimienta negra y chile (opcional).

• Usted puede elegir cualquier de nuestras deliciosas ensaladas (páginas 102 a 114) y aderezos (página 97 a 101) con dos rebanadas de pan tostado o dos galletas de arroz.

## Cenas – Sección Tres

Puede escoger cualquiera de las sopas (páginas 115 a 124) o cualquiera de los postres (páginas 156 a 163) con cualquiera de los siguientes platos principales. No tome más de dos platos para la cena. Por ejemplo, no elija una sopa, un plato principal y un postre lo cual serían tres platos y esto haría que su hígado trabajara mucho más y disminuyera la eficiencia en su digestión y su metabolismo. **Coma siempre una ensalada de verduras crudas con su plato principal ya que esto mejorará su digestión.** Puede utilizar un aderezo ligero si lo desea. Si usted tiene un sistema digestivo débil pruebe tomar pequeños sorbos de un vaso de agua pequeño con una cucharadita de vinagre de manzana en un vaso pequeño durante las comidas.

Si usted no tiene mucho apetito para la cena, evite el plato principal y simplemente escoja una sopa y un pan tostado o una de nuestras ricas ensaladas (páginas 102 a 114). Para los platos que llevan pollo use solamente pollos de granja y sin piel (pollo de corral o campero).

## Puede escoger cualquiera de los siguientes platos principales:

• Paella de Verduras (página 135).

• Filete de Pescado al Vapor con Hierbas (página 135).

• Crepas Sabrosas (página 136) con Ensalada de Crustáceos (página 110).

• Sorpresa de Zanahorias y Semillas de Girasol (página 137) con pescado a la parrilla o una mitad de pechuga sin piel de pollo de granja.

• Cacerola de Verduras (página 137) con un tazón de arroz integral espolvoreado con LGA.

• Omellete de Zucchini con Hierbas (página 134).

• Kebabs de Pollo Condimentado (página 138).

• Papas Rellenas con Frijoles Cocidos en Salsa (página 138).

• Calabaza al Horno con Semillas deAajonjolí (página 137) con pescado a la parilla y una mitad de pechuga o muslo de pollo de granja.

• Pescado Entero al Estilo Chino (página 139).

• Pollo Chow Mein (página 139).

• Pasta Integral con una selección de verduras salteadas con ajo, cebolla, salsa de soya (baja en sal) o pasta de tomate, pimienta negra y ají picante (opcional).

• Hamburguesas de Frijol de Soya (página 140).

• Tortas de Pescado (página 141).

• Verduras Calientes al Curry (página 143).

• Cacerola de Pollo y Puerros Fácil de Preparar (página 143).

• Frijoles con Champiñones (página 140) con un tazón pequeño de arroz integral espolvoreado con LGA.

• Arroz Frito con Camarones (página 144).

• Cacerola Dorada (página 144) con un pequeño tazón de arroz integral con LGA para terminar.

• Camarones Condimentados con Brócoli (página 142).

• Buñuelo de Maíz (página 145) con ensalada fresca.

• Salsa Condimentada de Pollo y Pasta (página 145).

• Escalopas con Semillas de Ajonjolí Molidas (página 142).

• Lentejas Rojas con Alcachofas (página 146) con un tazón de arroz integral con LGA).

• Kebabs Ratatouille (página 146) con pescado a la parilla o un tazón de arroz integral con el agregado de LGA.

• Salmón a la Parilla (página 146) con ensalada y/o verduras al vapor.

• Pan de Salmón y Albahaca (página 147) con ensalada o verduras.

• Fabulosa Pasta de Atún y Tomate (página 148) con ensalada.

• Pollo y Almendras (página 149).

• Ratatouille de Verduras (página 151).

• Pescado Cocido al Vapor con Jengibre y Cebollas Verdes (página 148).

• Alforfón o Trigo Sarraceno y Verduras (página 152).

• Verduras Salteadas con Salsa Tahini (página 153).

• Arroz Frito con Huevos y Verduras (páginas 155).

# Dónde encontrar nuestras deliciosas recetas

# Capítulo 9

## Recetas de la Dieta para la Limpieza del Hígado

## Notas Generales

Las recetas en la DLH están hechas con ingredientes totalmente naturales y de bajo contenido graso, y todas las grasas perjudiciales para la salud han sido eliminadas. Si quiere acelerar la pérdida de peso es aconsejable reducir la cantidad de aceite usado en las recetas o no hacer uso del mismo, simplemente reemplácelo con caldos de verduras, caldo de gallina (página 95 y 96) o utilice caldo de verduras natural Campbells.

En un número reducido de recetas hemos sugerido varias salsas y especias como la salsa de soya, tamari, salsa de ostras, sambal olek (pasta de chili), chili en polvo o salsa y otras cosas. Revise que estos productos no contengan glutamato monosódico y si usted es sensitivo/a o alérgico/a a cualquiera de estas salsas o condimentos no los incluya en la preparación. Si no le agrada la comida picante o condimentada, estas salsas y especias pueden ser reemplazadas por caldo de verduras (página 95) o caldo de verduras natural Campbell's o reemplácelos por hierbas frescas o condimentos naturales de su preferencia.

Entre las hierbas y raíces beneficiosas para su salud que puede utilizar están incluidas la alholva o fenogreco, hinojo, cilantro, canela, nuez moscada, cebollino, albahaca, romero, raíz de jengibre, rábano, cúrcuma, perejil y achicoria. Muchas de estas hierbas culinarias mejoran el control del nivel de azúcar en la sangre; la cúrcuma tiene propiedades purificadoras para el hígado.

## Algunas Notas sobre la Pasta

Todas las pastas y espaguetis hechos con harina integral son muy saludables, contienen fibra, minerales, vitaminas y carbohidratos complejos. Claro, los italianos hacen las mejores pastas y usted puede encontrar marcas italianas en la tienda. Las pastas integrales pueden hacerse de trigo entero, espelta, trigo kamut y alforfón o trigo sarraceno (también llamado trigo negro) y tienen menos calorías y más proteínas que las pastas hechas con harina refinada. La espelta o trigo de escanda y el kamut (nombre que le dieron los egipcios al trigo) son formas antiguas de trigo mientras que el alforfón es una planta herbácea considerada un cereal con un uso muy antiguo en Europa y Japón.

Estas pastas de harinas integrales tienen un color más oscuro y se cocinan al dente en unos cinco o siete minutos, mucho más rápido que las pastas hechas con harina refinada.

Para cocinarlas utilice una cacerola grande con doce tazas de agua (tres litros) por cada 500 gramos de pasta. Cuando el agua esté hirviendo, agregue una pequeña cantidad de sal marina y luego la pasta. Es necesario revolver para que no se peguen los fideos y cocinarlos hasta que estén casi listos, el calor residual en la pasta continuara el proceso de cocción, mientras la cuela y agrega la salsa elegida. Servirla mientras esté caliente.

Las pastas son muy populares y muy fáciles de preparar; son muy sabrosas con aceite de oliva virgen (prensado en frío), ajo, champiñones, calabacines, papas y verduras de color verde oscuro.

## Algunas Notas Sobre Los Hongos /Champiñones

Las hongos o champiñones se han vuelto cada vez más populares en los últimos años, no solamente porque son sabrosos sino por que son buenos para el sistema inmunológico y son, definitivamente, una de las comidas rejuvenecedoras de la naturaleza. Los herbolarios chinos han estado utilizando los hongos en el campo de la medicina por miles de años. Son una buena fuente de selenio, mineral antioxidante con propiedades protectoras del hígado. Los tipos de hongos aptos para el consumo son los hongos de campo y champiñones comerciales o los mas exóticos como los shiitake, maitake y los hongos reishi disponibles en supermercados o almacenes naturistas o asiáticos, ya sean frescos o secos. Las variedades de hongos secos se pueden reconstituir remojándolos en agua tibia por una hora antes de cocinarlos. Se pueden comer crudos en ensaladas, ser incluidos en muchos platos de verduras. Los hongos son muy sabrosos salteados con ajo y aceite de oliva para acompañar las pastas. Si usted come aproximadamente de 140 a 200 gramos de diferentes hongos o champiñones por semana, mejorará su salud, siempre y cuando no sea alérgico a ellos. Hemos incluido los champiñones en varias de nuestras recetas para la Limpieza del Hígado.

## Sidra de Manzana

Cuando nos referimos a la sidra de manzana recomendamos que utilice la variedad sin alcohol.

## Gelatinas Alternativas

Existen diferentes productos que se pueden utilizar para  reemplazar los productos de origen animal.

La carragenina, también conocido como musgo irlandés, es una agente gelatinosa utilizada para espesar, derivado de las algas marinas que crecen en las costas de Irlanda. La carragenina es usada a menudo para hacer aguamiel y cerveza casera.

Agar (también conocido como agar-agar, kanten y gelatina japonesa) es un alga seca que se comercializa en bloques, en polvo y en hebras, y es utilizada como agente estabilizador.

El agar-agar tiene propiedades gelificantes más fuertes que la gelatina común, por eso se aconseja usar en menor cantidad cuando se sustituye por la gelatina de origen animal. Cuando utilice agar-agar en lugar de la gelatina común, cocínelo a fuego lento en jugo de manzana o agua por cinco minutos, antes de agregarlo a su jalea.

La pectina es otro agente estabilizante. Se encuentra naturalmente en frutas y verduras y es usado en la preparación de mermeladas, jaleas y conservas.

## Dips y Patés Saludables

### PATÉ DE HONGOS

Para seis personas

| | |
|---|---|
| 3 | tazas de hongos exóticos o champiñones de campo en rodajas |
| 1 | cucharada colmada de ajo finamente picado. |
| 2 | cucharadas de vinagre balsámico |
| 1 | taza de nueces |
| 1 | taza de lentejas |
| 1/4 | taza de aceite de oliva virgen (prensado en frío) |
| 1 | cucharadita de tomillo |
| 1 | cucharadita de salvia |
| 1 | cucharadita de orégano fresco |

Calentar el horno a 180 grados C (350 oF).
Mezclar los hongos, ajo y vinagre en un tazón.
Esparcir la preparación en una placa para hornear ligeramente aceitada y asar por 15 minutos.
Sacarla del horno y dejarla aparte.
Tostar las nueces en una sartén a temperatura media por 5 minutos.
Enjuagar las lentejas con agua fría y colócarlas en una sartén con dos tazas de agua, taparlas y dejar hervir.
Hervir por 5 minutos y cocinar a fuego lento por 20 minutos o más hasta que estén suaves, enjuagar y escurrir. Colocar la mezcla de hongos, nueces, lentejas, aceite y las hierbas en una licuadora u procesador. Mezclar hasta hacer un puré suave y uniforme.
Poner el paté dentro de un tazón, enfriar y servir con galletas de arroz.

### DIP DE ESPINACAS Y HIERBAS

Para hacer dos tazas
500 gr. de espinaca

| | |
|---|---|
| 1 | taza de perejil fresco |
| 1 | taza de ramitas de eneldo |
| 1 | taza de yogurt de soya natural |
| 1 | cucharadas de mostaza Dijon |
| 1 | cucharada de tahini |

pimienta negra molida fresca
pizca de sal de mar

Recortar los tallos de la espinaca y agregar las espinacas bien enjuagadas y el perejil en agua hirviendo y cocinar por 1 o 2 minutos.
Escurrirlas y cuando estén frías exprimirlas.
Colocarlas en una licuadora; agregar el eneldo y licuar hasta que esté homogéneo.
Agregar el yogurt, la mostaza y tahini, luego licuar.
Agregar pimienta y sal. Dejar enfriar y servir con galletas de centeno.

## DIP DE PIMIENTOS ROJOS AL HORNO CON TOMATES SECOS AL SOL

Para prepara tres tazas. Esta salsa es un poco picante, deliciosa y saludable.

| | |
|---|---|
| 10 | mitades de tomates secados al sol. (Utilizar los que no están en aceite) |
| 2 | pimientos morrones rojos, tostados (seguir instrucciones) |
| 2 | dientes de ajo picados |
| 1 | ají picante grande o pequeño. |

200 gr. de frijoles enlatados (utilizar por ejemplo: azuki, frijol blanco, frijol rojo)
200 gr. de tofu blando

| | |
|---|---|
| 1 | cucharadita de comino molido |
| 1 | cucharadita de orégano seco |
| 1/4 | taza de aceite de oliva virgen |

pimienta negra, molida, fresca
sal marina

Remojar los tomates en agua caliente hasta que estén suaves, exprimirlos hasta sacarles el agua. Cortarlos y colocarlos en una licuadora. Agregar los pimientos morrones asados, ajo y ají.

Licuarlos hasta que estén homogéneos. Agregar los frijoles y licuar. Agregar el tofu, comino y orégano, y licuar nuevamente hasta que esté uniforme.
Muy despacio añadir aceite mientras la licuadora está mezclando y sazonar con pimienta negra y una pizca de sal.
Enfriar y servir con galletas de centeno o de arroz.

**Para asar los pimientos morrones:** hornear a una temperatura de 260 grados C (500 oF) por 15 ó 20 minutos, luego colocarlos en una bolsa de papel. Cerrar la bolsa y dejarlos que se cocinen en su propio calor por 25 minutos. Sacarlos de la bolsa, pelarlos y retirar las semillas. Usar los pimientos inmediatamente o refrigerarlos por varios días en un recipiente hermético hasta que estén listos para usar.

# Caldos y Salsas

---

### SALSA CRUDA – UNA SALSA PARA PASTA O ARROZ

(Para cuatro personas)
| | |
|---|---|
| 6 | tomates medianos |
| 2 | cucharaditas de semillas de ajonjolí |
| 1-2 | dientes de ajo picado |
| 2 | cucharadas de aceite de oliva extra virgen |
| 1/4 | taza de albahaca picada, fresca |
| 1 | cucharada de vinagre balsámico |

Pimienta negra, molida, fresca
Una pizca de sal marina

Puede agregar verduras a su elección, por ejemplo, rodajas de calabacines, cualquier hoja o lechuga verde bien picada, pimientos morrones, cebollas, rodajas finas de papas hervidas; también puede incluir hongos. Mezclar todos los ingredientes juntos y luego saltearlos de 5 a 10 minutos en un wok o sartén antiadherente.

### SALSA DE TOMATE simple – PARA PASTA O ARROZ

(Para dos personas)
Cocinar 2 tomates con un poquito de agua
| | |
|---|---|
| 1 | cucharada de salsa de soya |
| 1/2 | cucharadita de sambal olek |

Si usted desea puede agregar ajo fresco picado

### SALSA DE TOMATE – PARA PASTA O ARROZ

(Para dos personas)
Corte 2 tomates, 1 cebolla pequeña, 1 diente de ajo, 6 hojas de albahaca fresca, 6 ramitas de perejil fresco, 1 pimiento morrón rojo.
Agregar 1/2 cucharadita de pasta de sambal olek (pasta de chile)
Cocine a fuego lento y sirva con pastas o con arroz.

### SALSA DE CHAMPIÑONES O SALSA DE HONGOS – PARA PASTA O ARROZ

(Para dos personas)
Usar una sartén antiadherente, pasar un cepillito con aceite virgen de oliva (prensado al frío) por la base y los lados.
Agregar 6 champiñones cortados en rodajas finas, un poquito de agua, 1 cucharada de salsa de soya.
Cocine a fuego lento. Puede agregar un ajo pequeño si usted desea.

## SALSA DE TAHINI

(Para cuatro personas)

| | |
|---|---|
| 5 | cucharadas de tahini |
| 4 | cucharadas de jugo de limón |
| 1 | diente de ajo picado |
| 1 | cucharada de salsa de chile dulce |
| 7-8 | cucharadas de agua purificada |
| 1 | cucharada de yogurt de soya natural |

Una pizca de sal
Una pizca de chile en polvo en polvo.

Combine el tahini, jugo de limón, ajo, sal, polvo de chile, salsa de chile dulce y mezcle todo junto.
A medida que la mezcla se vuelve más espesa, agregue el agua y bata hasta que la salsa se deslice rápidamente por la cuchara.
Agregue el yogurt y vuelva a batir.
La mezcla debe quedar suave, uniforme y fácil de verter.

## CALDO DE VERDURAS

| | |
|---|---|
| 1 | zanahoria |
| 1 | nabo |
| 2 | cebollas sin pelar |
| 6 | granos de pimienta |
| 2 | puerros |
| 4 | apios de tallo largo y las hojas |

Se pueden usar otras verduras.

Cortar todas las verduras, ponerlas en una cacerola con 12 tazas de agua.
Dejar hervir hasta el punto de ebullición y luego cocinar a fuego lento por dos horas.
Colar y enfriar.
Guardar el caldo en el refrigerador o congelador.
Otra alternativa es el caldo de verduras natural de Cambell's que se encuentran en los supermercados y es un buen sustituto.

## CALDO DE GALLINA

| | |
|---|---|
| 1 | pollo o gallina de granja (pollo campero, de corral, holístico), sin piel |
| 4 | tallos de apio |
| 2 | cebollas finamente picadas |
| 2 | puerros finamente picados |
| 2 | zanahorias cortadas |
| 2 | dientes de ajo picados |
| 1 | cucharada colmada de raíz de jengibre fresco picado. |

Pimienta negra, molida, fresca
Una pizca de sal

Colocar todos los ingredientes en una cacerola grande con 12 tazas de agua (3 litros) tapar y dejar hervir.
Reducir el calor y cocinar a fuego lento por dos horas.
Dejar enfriar toda la noche y retirar la grasa de la superficie.
Colar y luego guardar en el refrigerador o colocar el caldo en envases pequeños y ponerlos en el freezer.
Para hacer caldo de pescado simplemente reemplace el pollo (o gallina) por un pescado entero (pargo rojo, perca, pescadilla, etc.)
Usted necesitará pasar esta preparación por un tamiz para remover las espinas y huesitos antes de refrigerarlo o congelarlo.
Otra alternativa es el caldo de pollo natural de Cambell's que puede encontrar en el supermercado. Siempre es mejor preparar su propio caldo.

# Aderezos para las Ensaladas

### ADEREZO ITALIANO

| | |
|---|---|
| 2 | cucharadas de vinagre de vino Italiano o Francés |
| 1 | diente de ajo picado |
| 5 | cucharadas de aceite de oliva virgen (prensado en frío) |
| 2 | cucharadas colmadas de perejil fresco finamente picado |

Una pizca de sal
Pimienta negra, molida, fresca

Combine el vinagre, ajo, sal y pimienta y gradualmente batir en el aceite. Guarnecer con perejil.

### VINAGRETA

| | |
|---|---|
| 2 | cucharadas de mostaza (inglesa picante, de grano entero o suave) |
| 2 | cucharadas de estragón |
| 2 | dientes de ajo picados |
| 1/2 | taza de aceite de cacahuete |
| 1 | cucharada de miel |
| 1/2 | taza de vinagre (vinagre de manzana, de vino o vinagre balsámico) |

pimienta negra, molida, fresca para darle más sabor

Colocar todos los ingredientes, excepto el vinagre, en un tazón y mezclar bien. Lentamente agregar el vinagre al gusto.

### ADEREZO DE NUECES

| | |
|---|---|
| 2 | cucharaditas de mostaza Dijon |
| 2 | cucharada de vinagre (de manzana, de vino blanco o vinagre balsámico) |
| 1/2 | taza de aceite de nueces de primera presión |
| 1 | cucharada de aceite de cártamo (alazor) de primera presión |

Una pizca de sal
Pimienta negra, molida, fresca

Combinar la mostaza, la sal y pimienta y el vinagre en un tazón. Gradualmente agregar el aceite y batir.

### ADEREZO DE ENELDO Y LIMA

| | |
|---|---|
| 4 | cucharadas de jugo fresco de lima |
| 2 | cucharadas de Aderezo Italiano Sin Aceite (ver en la página siguiente) |
| 2 | cucharadas colmadas de eneldo, finamente picado |

Combinar todos los ingredientes, colocarlos en un frasco con tapa a rosca y agitar bien.

## ADEREZO ITALIANO SIN ACEITE

| | |
|---|---|
| 1 | taza de jugo de manzana sin azúcar |
| 1/4 | taza de jugo de limón fresco exprimido |
| 1 | cucharadita de orégano seco |
| 1/2 | cucharadita de tomillo seco |
| 1/2 | taza de vinagre de manzana |
| 2 | dientes de ajo picado |
| 1/2 | cucharadita de paprika |

Mezclar todos los ingredientes en una licuadora y refrigerar toda la noche.

## ADEREZO FRANCÉS SIN ACEITE

| | |
|---|---|
| | Jugo de 1 limón fresco exprimido |
| 1/4 | taza de vinagre de manzana |
| 2 | dientes de ajo |
| 1/2 | cucharadita de eneldo seco |
| 1/2 | taza de agua purificada |
| 1/4 | pepino finamente cortado |
| 2 | cucharaditas de perejil fresco, cortado |
| 1 | cucharadita de pimienta negra, molida y fresca |

Mezclar los ingredientes en una licuadora y dejar refrigerar toda la noche.

## ADEREZO DE AGUACATE Y GRANOS DE PIMIENTA

| | |
|---|---|
| 1 | aguacate grande pelado y deshuesado |
| 1 | cucharada colmada de granos de pimienta verde enlatados, escurridos y machacados |
| 2 | cucharadas colmadas de jugo de naranja fresco y exprimir |
| 1 | cucharadita de cáscara de naranja rallada |
| 2 | cucharadas de aceite de oliva virgen (prensado en frío) |

Mezclar todos los ingredientes en una licuadora.

## ADEREZO DE LIMÓN Y AJO

| | |
|---|---|
| 1 | taza de jugo de limón fresco, exprimido |
| 2 | dientes de ajo picados |
| 1/2 | cucharadita de mostaza |

Poner todos los ingredientes en la licuadora o mezclarlos bien. Servir con la ensalada.

## ADEREZO DE HIERBAS

| | |
|---|---|
| 1/2 | taza de Aderezo Francés sin Aceite (página 98) |
| 1 | cucharada de cebollino de ajo o cebolleta china, finamente picado |
| 2 | dientes de ajo |
| 1 | cucharada colmada de eneldo fresco, finamente picado |
| 1 | cucharada colmada de menta fresca, finamente picada |
| 1 | cucharada de cilantro, finamente picado |
| 1 | cucharada de albahaca fresca, finamente picada |

Colocar en la licuadora y mezclar. Estas hierbas son buenas para su hígado.

## ADEREZO DE MENTA Y PEREJIL

| | |
|---|---|
| 4 | cucharaditas de cáscara de limón |
| 1/2 | taza de aceite de oliva virgen (prensado en frío) |
| 1/2 | cucharadita de paprika |
| 2 | cucharaditas de shoyu (salsa de soya japonesa) |
| 4 | cucharadas de agua purificada |
| 5 | cucharadas de menta fresca, finamente picada |
| 5 | cucharadas de perejil, finamente picado |
| 2 | cucharadas colmadas de cebolletas de ajo (o chinas) frescas, finamente picadas |

Colocar todos los ingredientes en un frasco con tapa a rosca, agitar bien toda la mezcla.
Luego refrigerar por varias horas de manera que todos los ingredientes integren su sabor.
Este aderezo es delicioso con ensalada de pasta.

## MAYONESA SIN HUEVOS

| | |
|---|---|
| 1/4 | taza de almendras molidas |
| 1 | cucharadita de mostaza en polvo |
| 2 | cucharadas de jugo de limón fresco, exprimido |
| 2 | cucharadas de leche de soya sin azúcar |
| 1 | cucharadita de pimienta negra fresca, molida |
| 1/2 | taza de aceite de oliva virgen (prensado en frío) |
| | pizca de paprika |
| | pizca de sal marina. |

Colocar todos los ingredientes, excepto el aceite, en la licuadora hasta que estén bien mezclados.
Luego agregar el aceite gota por gota hasta usar la mitad del total.
Agregar el resto del aceite en un chorrito fino hasta formar una mezcla cremosa.
Ésta no quedará tan espesa como la mayonesa hecha con huevos.

### MAYONESA CREMOSA

| | |
|---|---|
| 2 | yemas de huevo grandes |
| 2 | cucharaditas de vinagre (de manzana, de arroz o vinagre balsámico) |
| 2 | cucharaditas de jugo fresco de limón exprimido |
| 1/2 | cucharadita de mostaza en polvo |
| 3/4 | taza de aceite de oliva virgen (prensado en frío) |
| 1 | pizca de páprika o pimienta de cayena |
| 1 | pizca de sal marina |

Colocar todos los ingredientes, excepto el aceite, en la licuadora. Mezclar hasta que esté uniforme. Luego, con la licuadora todavía funcionando, agregar la mitad del aceite gota por gota hasta que la mezcla esté cremosa. El resto del aceite puede ser agregado más rápido pero siempre en un chorrito fino.
La mayonesa se puede cortar; para revertir este proceso añadir 1 cucharadita de agua muy caliente o agua helada y volverá a su consistencia suave.

### ADEREZO DE AGUACATE

(Para dos tazas)

| | |
|---|---|
| 1 | aguacate maduro, pelado y deshuesado |
| 1 | diente de ajo pequeño, picado |
| 1/4 | taza de agua purificada |
| 2 | cucharaditas de aceite de oliva virgen (prensado en frío) |
| 2 | cucharadas de una de nuestras mayonesas |
| 1 | cucharada de miel o tres gotas de stevia líquida |
| 1 | cucharada de eneldo fresco picado |
| 2 | cucharadas de jugo de limón fresco exprimido |
| 1 | pizca de sal marina |

pimienta negra fresca molida

Cortar los aguacates en cubos grandes y colocarlas en la licuadora junto a los otros ingredientes. Licuar hasta que la mezcla esté suave y uniforme.

### ADEREZO DE BETABEL

| | |
|---|---|
| 1 | betabel crudo, lavado, pelado y rallado |
| 1 | taza de semillas de girasol |
| 1 | taza de agua purificada |
| 2 | limones frescos, exprimidos |
| 2 | cucharadas de cáscara de limón rallado |
| 2 | cucharadas de salsa tammari |
| 1 | diente de ajo picado |
| 2 | cucharadas colmadas de albahaca fresca finamente picada |
| 1 | pizca de pimienta de cayena |
| 1 | pizca de sal marina |

Pimienta negra fresca molida

Colocar todos los ingredientes en la licuadora, con la excepción de las hierbas y procesar. Antes de servir, agregar las hierbas y mezclar bien.

## ADEREZO DE TOMATE Y ALBAHACA

| | |
|---|---|
| 6 | tomates grandes maduros |
| 1/2 | taza de almendras picadas |
| 1/2 | aguacate, pelado y cortado |
| 4 | chalotas o cebollitas verdes |
| 1 | diente de ajo, picado |
| 1/2 | taza de hojas de albahaca frescas, finamente picadas |
| 1 | cucharadita de salsa tammari |

Jugo de 1 limón, fresco

Pelar los tomates y licuarlos con el resto de los ingredientes en una licuadora.
Diluir con agua para obtener la consistencia requerida.

## ADEREZO PARA ENSALADA DE KAYE BELL

| | |
|---|---|
| 1 | cucharada de mostaza de grano entero |
| 1 | cucharadita de miel |
| 5 | cucharadas de vinagre balsámico |
| 1 | huevo |
| 7 | cucharadas de aceite de oliva virgen (prensado en frío) |

Jugo de 1/2 naranja fresca exprimida

Poner todos los ingredientes, excepto el aceite, en la licuadora y mezclar.
Añadir el aceite, gota por gota, y licuar hasta obtener una consistencia cremosa.

# Ensaladas

---

### ENSALADA DE AGUACATE, NARANJA Y CHAMPIÑONES

(Para cuatro personas)

2       cucharadas de jugo de limón fresco exprimido
1       aguacate grande y maduro, pelado y cortado en pedazos grandes
3-4     naranjas grandes, peladas y desgajadas
1       lechuga redonda, lavada y finamente cortada
175 gr. de champiñones, cortados en rodajas muy finas y marinados
        (siguiente instrucción).

**Marinado:**
5       cucharadas de jugo de naranja exprimido, fresco
2       cucharadas colmadas de ralladura de limón finita
1       pizca de sal
Pimienta negra fresca molida.

Colocar el jugo de limón, el aguacate y las naranjas en un tazón, luego revolver junto con la lechuga y los champiñones marinados.
Para marinar los champiñones: mezclar el jugo de naranja, la ralladura de limón, sal y pimienta en un tazón, agregar los champiñones y dejar en reposo por lo menos 1 hora.

### ENSALADA DE AGUACATE Y BERRO

(Para cuatro personas)
3       aguacates maduros pelados y cortados en cubitos (dejarlas a un lado y rociarlas con jugo de limón)
1       taza de champiñones finamente cortados
3       tazas de berros lavados y cortados
1       cebolla finamente cortada
2       dientes de ajo picado
1/2     taza de cebolletas cortadas y perejil, mezclados
1       pizca de sal marina
Pimienta negra, fresca, molida.

Colocar todos los ingredientes en un tazón, mezclar todo junto y servir con Vinagreta (página 97).

## ENSALADA DE ESPINACA CON SEMILLAS DE AJONJOLÍ

(Para cuatro personas)

| | |
|---|---|
| 1 | manojo de espinacas de hoja pequeña |
| 4 | cucharadas de semillas de ajonjolí |
| 2 | cucharadas de aceite de oliva virgen (prensado en frío) |
| 1 | cucharada de jugo de limón fresco exprimido |
| 1 | cucharadita de salsa de soya |
| 1 | chorrito de Tabasco o sambal olek |
| 260 gr. | de castañas envasadas en agua, escurridas y cortadas |
| 8 | champiñones cortados en rodajas |
| 2 | cucharadas de LGA (página 126) |

Remover los rabillos de las espinacas, lavarlas y secarlas. Ponerlas en el refrigerador, envueltas en un trapo limpio, para mantenerlas frescas.
Tostar las semillas de ajonjolí en una sartén a temperatura moderada, removiendo constantemente. Sacar las semillas de la sartén y dejarlas enfriar.
Mezclar el aceite, jugo de limón, salsa de soya y Tabasco como aderezo.
Colocar las hojas de espinacas cortadas en un tazón para ensalada y rebozar con el aderezo.
Luego echar las castañas y los hongos encima de las hojas y esparcir las semillas de ajonjolí tostadas y el LGA.

## ENSALADA DE TOMATE Y ALBAHACA

| | |
|---|---|
| 500 gr. | de tomates maduros y firmes cortado en rodajas muy finas |
| 4 | cebollines o cebollitas verdes |
| 1 | taza de albahaca fresca, cortada finamente |
| 1 | cucharada de jugo de limón exprimido fresco |
| 2 | cucharadas de aceite de oliva virgen (prensado en frío) |
| 1/2 | cucharadita de miel |

Ralladura de un limón
Pimienta negra fresca molida y sal marina

Poner las rodajas de tomate en un tazón poco profundo, esparcir la ralladura de limón y la pimienta.
Aderezo: batir el jugo de limón con el aceite, la sal marina y la miel. Colocar las cebollines o cebollitas verdes y la albahaca sobre los tomates, echar el aderezo sobre la preparación y refrigerar por 1 hora antes de servir.

## ENSALADA DE BROTES

| | |
|---|---|
| 4 | tallos de apio cortados en rodajas |
| 1 | pepino sin semillas cortado en rodajas |
| 8 | cebollines o cebollitas verdes cortadas en diagonal |
| 12 | champiñones cortados en rodajas muy finas |
| 1 | manzana roja sin semillas y cortada en tiras |
| 2 | tomates pelados, sin semillas y cortados |
| 2 | tazas de diferentes brotes (garbanzo verde, soya y alfalfa) |
| 1 | taza de hierbas mezcladas a su gusto (por ejemplo; perejil, cebollino, albahaca, eneldo, cilantro, etc.) |

Combine todos los ingredientes y escoja uno de nuestros aderezos. Servir con lechuga rallada.

## ENSALADA TIBIA DE CEBOLLAS Y TOMATES CHERRY.

| | |
|---|---|
| 1 | cucharada de aceite de oliva virgen (prensado en frío) |
| 2 | cucharadas de miel |
| 1 | cucharada copeteada de orégano fresco, finamente cortado |
| 1 | cucharada copeteada de estragón fresco, finamente picado |
| 1 | cucharada copeteada de albahaca fresca, finamente cortada (cortar un poco más para guarnición) |
| 1 | cebolla roja cortada en rodajas |
| 4 | cebollines o cebollitas verdes |
| 2 | tazas de tomatitos cherry (rojos o amarillos) |
| 2 | cucharadas de Vinagreta (página 97) |

Calentar el aceite, revolver con la miel y las hierbas, agregar rodajas de cebollas, aumentar el calor hasta que las cebollas estén casi doradas. Revolver constantemente. Bajar el fuego cuando las cebollas estén doradas y agregar los tomates, revolver suavemente por 2 minutos, trate de mantener los tomates enteros.
Sirva tibio, rocíe con Vinagreta y el resto de albahaca cortada.

## ENSALADA DE EJOTES (JUDÍAS VERDES) EN JENGIBRE

| | |
|---|---|
| 1 cm. | de raíz de jengibre pelado y finamente rallado |
| 1 | cucharadita de hinojo molido |
| 500 gr. | ejotes (judías verdes) cortados en diagonal |
| 2 | cucharadas copeteadas de menta fresca, finamente picada |
| 2 | cucharadas de cebollino fresco, finamente picado |
| 1 | cucharadita de aceite de oliva virgen (prensado en frío) |

Colocar 2 tazas de agua en una sartén, agregar el jengibre y el hinojo y cocinar por dos o tres minutos. Agregar los ejotes, menta y cebollino y remover suavemente. Cocinar hasta que los ejotes estén suaves. Escurrir y refrigerar. Poner el aceite antes de servir.

## ENSALADA DE AGUACATE CON NUECES DE PACANA

| | |
|---|---|
| 1 | lechuga mantecosa roja |
| 3 | aguacates pelados y cortados en rodajas |
| 4 | cucharadas de Aderezo de Nueces (página 97) |
| 1/2 | taza de nueces de pacana. |

Jugo de 1/2 limón fresco exprimido

Lavar y secar la lechuga y colocarla dentro de un tazón.
Agregar las paltas, el zumo de limón y el aderezo.
Añadir las nueces y revolver bien.

## ENSALADA DE BROTES DE BAMBÚ Y PASAS

| | |
|---|---|
| 1 | taza de brotes de bambú (frescos o enlatados) |
| 1 | taza de zanahoria cruda rallada |
| 1 | taza de rábanos cortados en rodajas muy finas |
| 1 | taza de cebollines o cebollitas verdes cortadas en rodajitas |
| 1/2 | taza de pasas de uva |
| 1 | cucharada colmada de cáscara de naranja rallada (fina) |

Combinar todos los ingredientes y rociar con uno de nuestros aderezos para ensalada.

## ENSALADA ORIENTAL

Para seis personas.

| | |
|---|---|
| 125 grs. | de chícharo, arveja o almorta, (quitar los rabillos) |
| 1/2 | repollo chino rallado finamente |
| 250 grs. | brotes de garbanzo verde (o loctao) |
| 440 grs. | elotitos chinos enlatados y escurridos |
| 125 grs. | champiñones frescos cortados en rodajas muy finitas |
| 1 | pimiento morrón rojo cortado en tiras |
| 8 | cebollines o cebollitas verdes cortadas en tiras largas y conservando la parte más verde |

Cocinar los chicharos al vapor durante dos minutos y dejarlas en agua fría (30 segundos). Escurrir y luego combinar con todos los otros ingredientes y el aderezo especial.

**Aderezo especial:**

| | |
|---|---|
| 2 | cucharadas de aceite de oliva virgen (prensado en frío) |
| 1 | cucharada de vinagre (de vino blanco, de manzana o balsámico) |
| 1 | cucharada de salsa de soya |
| 1 | diente de ajo picado (opcional) |
| 1 | cucharada colmada de almendras en laminillas |
| 2 | cucharadas colmadas de semillas de ajonjolí tostadas |

Jugo de 1 limón fresco exprimido.

Mezclar todos los ingredientes juntos y aderezar la ensalada oriental.

## ENSALADA DELICIOSA DE ARROZ Y MAÍZ

| | |
|---|---|
| 2 | tazas de arroz integral cocido |
| 2 | tazas de granos de maíz cocidos |
| 1 | taza de pedacitos de apio |
| 1 | taza de nueces |
| 1 | taza de zanahoria rallada |
| 5 | chalotas o cebollitas verdes finamente cortadas |
| 2 | cucharadas colmadas de semillas tostadas de ajonjolí |

Combinar todos los ingredientes y servir con alguno de nuestros deliciosos aderezos.

## ENSALADA CONDIMENTADA DE MARISCOS

(Para dos o cuatro personas)
500 grs de vieira (escalopas, callo de mar)
500 grs.de camarones pelados y cocidos
125 grs.de chícharos
3     tallos de apio, finamente cortados
1     pimiento morrón rojo cortado en tiras largas
6     cebollines o cebollas verdes
440 grs.de castañas enlatadas escurridas y cortadas en pedacitos finos

Hervir las vieiras de mar por 2 minutos y remover con una espumadera y colocar a un lado para enfriar.
Cocinar los chícharos al vapor por 2 minutos, luego sumergirlas en agua helada (de 30 a 40 segundos para impedir que se cocinen de más). Escurrirlas.
Mezclar todos los ingredientes en un tazón y añadir el aderezo especial. Esta ensalada es muy sabrosa con arroz frío.

**Aderezo especial:**

1     diente de ajo picado
4     cucharadas de vinagre (de manzana, de vino blanco o balsámico)
2     cucharada de aceite de ajonjolí
1     cucharadas de aceite de oliva virgen (prensado en frío)
1     cucharada de mostaza seca en polvo
4     cucharadas de salsa de soya
1     pizca de chile en polvo (opcional)

Combine todos los ingredientes para el aderezo en un frasco con tapa a rosca y agítelo vigorosamente.

## ENSALADA DE FRIJOL MIXTO

1/2     taza de garbanzos secos
1/2     taza de frijoles rojos
1/2     taza de alubias blancas  (secas)
1/2     taza de frijol ojo negro (secos)

Remojar todos los frijoles durante 12 horas, luego enjuagar y secar.
Llenar una sartén con agua fresca y fría, agregar los frijoles y lentamente llevarlos a hervor (esto toma 30 minutos aproximadamente).
Cocinar a fuego lento por 40 minutos hasta que estén blandos.
Enjuagar, secar y refrigerar mientras prepara el aderezo especial.

**Aderezo especial:**

1/4     taza de aceite de oliva virgen (presado en frío).
2     cucharadas de jugo de limón fresco exprimido.
1     diente de ajo picado.
3     cebollines o cebollas verdes, finamente picada.
1     cucharadita de mostaza seca.
Perejil fresco, finamente picado.
LGA (página 126).

Mezclar bien los primeros cinco ingredientes, luego esparcir el aderezo sobre los frijoles fríos y revolver. Esparcir el perejil y LGA antes de servir. Esta ensalada es sabrosa con arroz integral o pescado a la parilla. Puede optar por cualquiera de los otros aderezos si así lo prefiere.

## ENSALADA DE BETABELES AL HORNO

| | |
|---|---|
| 4 | betabeles grandes |
| 4 | cucharaditas de aceite de oliva virgen (prensado en frío) |
| 2 | cebollas rojas grandes. |

Calentar el horno a 180 grados C (350 grados F).
Cortar las hojas y los tallos de los betabeles, lavarlos, secarlos y envolver cada remolacha en papel aluminio agregando 1/2 cucharadita de aceite a cada uno antes de cerrar la envoltura. Cortar una cruz profunda en las base de cada cebolla (sin pelarlas) y prepararlas igual que los betabeles.
Colocar los betabeles y las cebollas en una bandeja y hornearlas por 1 1/2 hora hasta que estén blandas. Dejarlas enfriar un poco. Luego cortar los betabeles en rajas delgadas.
Pelar y cortar las cebollas transversalmente y luego cortarlas en cuatro. Colocar los betabeles y las cebollas en un tazón y cubrirlas con el aderezo especial mientras están calientes. Servirlas tibias o frías con pescado a la parilla o con pollo de granja (polo de corral, campero) a la parilla (sin piel).

### Aderezo especial:

| | |
|---|---|
| 4 | cucharadas de vinagre de vino tinto o de frambuesas |
| 4 | cucharadas de aceite de oliva virgen (prensado en frío) |
| 2 | cucharaditas de semillas de alcaravea (comino persa) |
| | Pimienta negra, fresca, molida y sal marina |

Mezclar todos los ingredientes juntos.

## CHAMPIÑONES CON NUECES Y ADEREZO DE ACEITE DE NUECES

| | |
|---|---|
| 250 gr. | de champiñones chicos |
| 7 | cucharadas de vinagre (de vino blanco, de manzanas o balsámico) |
| 1-2 | cucharadas de aceite de nueces (prensado en frío) |
| 2 | cucharaditas de mostaza Dijon |
| 1 | cucharadita de dátiles y conserva picante de manzanas u otras frutas (chutney) |
| 5 | cucharadas de nueces, finamente picadas |
| | Pimienta negra, fresca, molida y sal marina a gusto |

Limpiar los champiñones, y cortar en rodajas finitas.
Mezclar junto con el vinagre, el aceite, la mostaza, pimienta y sal y la conserva picante (chutney). Luego agregar las nueces y enfriar.
Cubrir los champiñones con aderezo antes de servir.

## TABULE

| | |
|---|---|
| 1/4 | taza de trigo integral remojado |
| 2 | tomates sin semillas y finamente picados |
| 4 | cebollines o cebollas verdes peladas y finamente picadas |
| 1 | taza de perejil fresco, finamente picado |
| 1/2 | taza de cilantro fresco, finamente picado |

Combinar todos los ingredientes y dejar enfriar por una hora antes de servir con el aderezo especial.

**Aderezo especial:**

| | |
|---|---|
| 1/2 | taza de yogurt de leche de soya sin azúcar |
| 1/2 | pepino pequeño rallado |
| 2 | cucharadas colmadas de perejil, finamente picado |
| 2 | cucharadas colmadas de cebollinos, finamente picados |
| 2 | cucharadas de jugo de limón fresco exprimido |
| 2 | cucharadas de vinagre (de manzana o balsámico) |

Combinar todos los ingredientes y enfriar.

## ENSALADA DE AGUACATE, MANGO Y LIMÓN VERDE

| | |
|---|---|
| 2 | lechugas mantecosas rojas, lavadas y cortadas |
| 1 | aguacate pelado y cortado |
| 1 | mango fresco pelado y cortado en dados |
| 1 | pimiento morrón verde pequeño, finamente cortado |
| 1 | pimiento morrón rojo, finamente picado |
| 6 | cebollines o cebollas verdes, finamente picado |
| 1 | cucharada colmada de perejil fresco, finamente picado |
| 1 | cucharada colmada de cebollinos frescos, finamente picados |

Colocar las hojas de lechuga en un plato.
Combinar todos los demás ingredientes y mezclarlos con el aderezo especial y colocarlos encima de las lechugas.

**Aderezo especial:**

| | |
|---|---|
| 1/2 | taza de Aderezo Francés sin Aceite (página 98) |
| 1/4 | taza de jugo de limón fresco y exprimido. |
| 1 | diente de ajo picado (opcional) |
| 1 | cucharada colmada de estragón seco |
| 1 | cucharada colmada de cilantro, finamente picado. |

Combinar todos los ingredientes y mezclar bien.

## ENSALADA VERDE FRESCA DE LA HUERTA

| | |
|---|---|
| 1/2 | lechuga lavada y cortada |
| 10 | hojas de espinaca pequeñas lavadas y cortadas |
| 1/2 | lechuga romana lavada y cortada |
| 1/2 | taza de brotes de arveja, chícharo (almorta) |
| 1 | taza de berros, finamente picado |
| 1/2 | taza de eneldo fresco, finamente picado |
| 1 | cebolla roja, finamente picada |
| 1 | diente de ajo picado (opcional) |
| 4 | cucharadas de cilantro fresco |
| 2 | cucharadas colmadas de perejil |

Jugo de 1 limón verde fresca exprimido.

Combine todos los ingredientes y sirva con uno de nuestros ricos aderezos.

## ENSALADA COSECHA DE ARROZ

| | |
|---|---|
| 1/2 | taza de arroz integral |
| 1/2 | taza de arroz basmati |
| 2 | mazorcas de maíz |
| 1/2 | taza de albericoques secos, finamente cortados |
| 1/2 | taza de higos secos, finamente cortados |
| 1 | cucharada de LGA (página 126) |
| 1/4 | taza de nueces de pino  (piñones) |

Hervir el arroz integral por 20 minutos, agregar el arroz basmati y hervir por 10 minutos más hasta que esté cocido. Escurrir y enfriar.
Cocinar las mazorcas por 15 minutos y luego desgranarlas.
Tostar las nueces de pino en una placa para horno antiadherente hasta que estén doradas.
Mezclar todos los ingredientes, excepto las nueces de pino, con el arroz, agregar uno de nuestros aderezos y esparcir  los piñones por encima.

## COLIFLOR Y BRÓCOLI CON HIERBAS Y VINAGRE.

| | |
|---|---|
| 1/2 | coliflor partido sin tallo. |
| 3 | tazas de brócoli (florestas) |
| 3 | rodajas de limón |
| 1/4 | taza de perejil y menta finamente cortados |
| 2 | tazas de vinagre de hierbas o estragón |

Cocinar ligeramente la coliflor y el brócoli en agua hirviendo con las rodajitas de limón. Escurrir. Remover el limón y poner las verduras en agua helada por 30-40 segundos para evitar que se cocine de más. Escurrir bien. Agregar la menta y el perejil y revolver con el vinagre de hierbas.
Dejar enfriar de 2 a 4 horas y mezclar otra vez. Servir. Como otra alternativa, puede usar cualquiera de nuestros aderezos si no desea usar el vinagre de hierbas.

## ENSALADA DE TOMATES CHERRY, AGUACATE Y TORONJA.

| | |
|---|---|
| 1 | lechuga achicoria |
| 1 | aguacate mediano, pelado y cortado en dados |
| 1 | toronja, pelada y desgajada |
| 2 | tazas de tomates cherry |
| 1/2 | taza de cebollinos picados |

Colocar las hojas de la achicoria en un plato. Ordenar el aguacate, la toronja y tomates sobre la lechuga.
Escoger uno de nuestros deliciosos aderezos y, en forma de lluvia, colocar sobre la ensalada. Acompañarlos con cebollinos y servir.

## ENSALADA DE CRUSTÁCEOS

Utilice cualquier tipo de mariscos o crustáceos cocido como por ejemplo cangrejos de agua dulce, cangrejos de mar en cualquiera de sus variedades, camarones, carne de cangrejo, langosta, etc. o una mezcla de ellos para preparar esta receta.

| | |
|---|---|
| 1 | cucharadita colmada de curry en polvo (curry Madras) |
| 2 | cucharadas de mayonesa (página 99) |
| 1 | mango, pelado y machacado |
| 1 | cucharada colmada de cebollinos, finamente picados |
| 1 | cucharada colmada de eneldo fresco, finamente picado |
| 1 Kg. | mariscos frescos cocidos |
| 1 | lechuga, lavada y secada en el refrigerador |

Poner el curry en polvo en la mayonesa y revolver. Si la mezcla es demasiado espesa, agregar una cucharada de leche de soya.
Agregar el puré de mango, los cebollinos y el eneldo. Revolver bien.
Sacar el caparazón de los crustáceos y mariscos.
Hacer botes con las hojas de la lechuga y colocar sobre ellas la preparación de mariscos y la mayonesa con el mango.

## ENSALADA DE ATÚN Y PASTA.

| | |
|---|---|
| 500 gr. | pasta en espiral (tornillos) |
| 5 | cucharadas de Vinagreta (página 97) |
| 1 | lata mediana de atún enlatado en agua |
| 2 | cucharadas colmadas de alcaparras |
| 1 | pimiento morrón verde cortado en cuadraditos |
| 20 | hojitas de albahaca frescas |
| 2 | tazas de tomates cherry rojos y amarillos |
| 1 | cebolla roja, finamente cortada. |

Cocinar la pasta en 12 tazas (3 litros) de agua hirviendo hasta que estén al dente (aproximadamente 10 minutos).
Colar y poner en un tazón grande. Agregar la Vinagreta, revolver junto con el atún y el resto de los ingredientes. Mezclar bien.

## ENSALADA DE PAPAS

| | |
|---|---|
| 6 | papas grandes, cocidas al vapor |
| 4 | huevos de granja (de gallinas de corral, camperas) duros |
| 10 | cebollines o cebollas verdes |
| 2 | pepinos pequeños, finamente cortados |
| 1/2 | taza de cebollinos fresco picado |
| 1 | taza de mayonesa (página 99) |

Pizca de sal
Pimienta negra, molida, fresca

Dejar enfriar las patatas y cortarlas en pedazos. Mezclar suavemente con el resto de los ingredientes.

## ENSALADA DE VERDURAS Y PAPAS

| | |
|---|---|
| 10 | papas pequeñas con la cáscara |
| 1/4 | cucharadita de paprika |
| 2 | cucharadas de aceite de oliva virgen (prensado en frío) |
| 2 | tazas de brócoli y dejar una pequeña cantidad de tallo |
| 6 | tazas de lechuga lavada, seca y cortada en pedazos pequeños |
| 2 | tazas de espinacas cortadas |
| 1 | taza de brotes de alfalfa |
| 1 | taza de repollo rojo cortado en rodajitas muy finas |

Pimienta negra, fresca, molida.
Una pizca de sal.

Cocinar las papas por 20 minutos aproximadamente hasta que estén casi tiernas. Escurrir, enfriar, cortar en pedazos y colocar en un tazón.
Agregar pimienta y sal, papikra y aceite. Revolver bien.
Calentar el horno a 200 grados C.
Poner la mezcla de papas en papel manteca resistente a alta temperatura.
Colocarlas en la parte más alta del horno y cocinar de 5 a 10 minutos.
Mientras tanto cocine el brócoli al vapor por 5 minutos o hasta que esté tierno (sin perder el color). Remover del calor y sumergirlo en agua fría por 30-40 segundos para evitar que se cocine de más.
Colocar las lechugas y espinacas en un tazón, agregar los brotes y el repollo.
Cortar el brócoli a lo largo a añadir las verduras verdes.
Incorporar 1/2 o 1 taza de Mayonesa (página 99 o 100).
Sacar las papas del horno y adicionar a la ensalada.

## PUNTAS DE ESPÁRRAGOS Y ENSALADA DE LECHUGA

| | |
|---|---|
| 1 | lechuga mantecosa fresca, lavada, mantenerla en el refrigerador |
| 1 | lechuga de hoja morada fresca, lavada, mantenerla en el refrigerador |
| 1 | lechuga mantecosa roja, lavada; mantenerla en el refrigerador |
| 3 | manojos de espárragos frescos |
| 1 | cebolla roja, finamente cortada |

Lavar y secar todas las hojas de lechuga y fragmentarlas con las manos en pedazos removiendo los tallos. Cortar la base de los espárragos y cocinarlos al vapor a fuego alto por tres minutos. Luego sumergir los espárragos en agua helada por 30-40 segundos y escurrir bien.
Cortar los espárragos en trocitos.
Combinar todos los ingredientes y mezclar con uno de nuestros aderezos, (el aderezo francés es muy bueno con esta ensalada).

## ENSALADA DE COLES

| | |
|---|---|
| 1 | taza de zanahorias ralladas |
| 3 | tazas de repollo rallado (con el centro o tallo removido) |
| 1 | taza de manzana verde cortada en dados |
| 1/2 | taza de cacahuate crudo |
| 1/2 | taza de semillas de ajonjolí |
| 1/2 | taza de pasas de uva |
| 1/2 | taza de pimiento morrón rojo, finamente picado |

Revolver todos los ingredientes con uno de nuestros deliciosos aderezos. Esta ensalada es buena con Mayonesa (página 99 o 100).

## ENSALADA DE ZUCCHINI (CALABACITA)

| | |
|---|---|
| 8 | calabacines pequeños |
| 1 | cebolla roja, finamente picada |
| | pimiento morrón verde cortado en rodajas finas |
| | pimiento morrón rojo cortado en rodajas finas |

Cortar los zuchinis (calabacines) en bastoncitos (del largo de un dedo) y cocinarlos al vapor en agua hirviendo hasta que estén tiernos. Escurrirlos y colocarlos en un plato. Revolver junto con los demás ingredientes y agregar el aderezo de su preferencia.

## ENSALADA DE PASTA CON AGUACATE

225 gr. fideos caracol, si es posible integrales
1      cucharada de vinagre (de manzana, de vino blanco o balsámico)
2      cucharadas de aceite de oliva virgen (prensado en frío)
1      aguacate grande y maduro
2      dientes de ajo, picados
2      cucharaditas de miel tibia
6      cebollines o cebollas verdes, finamente cortadas
2      cucharadas colmadas de perejil y cebollinos, finamente picados
1      pizca de sal
Jugo y ralladura finita de 1 limón
Pimienta negra, fresca, molida

Hervir 8 tazas de agua (2 litros), agregar la sal, los fideos y cocinar hasta que estén blandos.
Colarlos y ponerlos en un plato.
Licuar el vinagre, el aceite y los condimentos. Verter sobre los fideos y revolver. Hacer un puré con la palta, el zumo y la ralladura del limón, el ajo y la miel. Agregar los cebollines o cebollitas verdes, perejil y cebollinos.
Luego añadir la pasta y revolver suavemente.

## ENSALADA DE MELÓN Y DE PECHUGA DE POLLO

(Para tres o cuatro personas)
4      mitades de pechugas de pollo deshuesadas y sin piel
1      taza de caldo de gallina o de pollo (página 96)
2      manzanas cortadas en cubitos y sin semillas
3      tallos de apio cortados en rodajas
2      docenas de uvas verdes sin semillas.
3      cucharadas de Mayonesa (páginas 99 o 100)
2      melones fríos
Jugo de 1 limón
Brotes de alfalfa para guarnecer
Almendras cortadas en rodajitas muy finas y tostadas para guarnecer

Colocar las pechugas de pollo y el caldo en una olla. Dejar hervir y luego cocinar a fuego muy lento por aproximadamente 10 minutos. Una vez cocinado, retirar de la olla y dejar enfriar. Luego desmenuzar el pollo en tiritas. Dejar a un lado y enfriar.
Rociar las manzanas con el jugo de limón y mezclar con el apio y las uvas, agregar las tiras de pollo. Luego agregar la mayonesa. Poner el melón sin cáscara, sin semillas y cortado en rodajas en el centro de un plato. Colocar la mezcla del pollo encima. Decorar con brotes de alfalfa y con las almendras.

## ENSALADA DE MANZANA, ZANAHORIA Y BETABEL

| | |
|---|---|
| 1 | manzana verde grande |
| 2 | zanahorias |
| 1 | betabel mediano |
| 2 | cucharadas de aceite de oliva (prensado en frío) |
| 1 | lechuga mantecosa roja |
| 1 | lechuga mantecosa |
| 1/2 | cucharadita de miel |

Jugo de 1 limón
Pimienta negra, fresca, molida
Sal marina.

Rallar la manzana, las zanahorias y el betabel.
Colocar el jugo de limón, el aceite, sal, pimienta y miel en un frasco con tapa a rosca y agitar. Lavar y secar las hojas de lechuga y ordenarlas en platos. Poner parte de la mezcla rallada en el centro de cada hoja. Servir el aderezo con una cuchara sobre cada preparación.

## ENSALADA DE CHÍCHAROS

| | |
|---|---|
| 2 | tazas de almorta (chícharo, arvejas) |
| 1 | lechuga mantecosa roja |
| 1 | aguacate maduro y grande, pelado y cortado en dados |
| 2 | tazas de tomates cherry |
| 1/2 | taza de brotes de alfalfa |
| 4 | ramitas de albahaca frescas, finamente picadas |

Cortar las puntas de los chícharos y cocinarlas al vapor por 3 minutos hasta que estén tiernos, luego sumergirlas en agua helada por 30-40 segundos para evitar que se sobre cocinen.
Escurrirlos.
Lavar y secar las hojas de la lechuga, cortarlas en pedazos y colocarlas en un tazón para ensalada.
Agregar el aguacate, tomates, chícharos, brotes de alfalfa y la albahaca.
Escoger uno de nuestros deliciosos aderezos y verter sobre la ensalada.

# Sopas

### SOPA DE FIDEOS

(Para cuatro personas)

| | |
|---|---|
| 450 gr. | de espinacas, lavadas y picadas |
| 450 gr. | de apio, cortado |
| 16-20 | puntas de espárrago fresco, cortadas de 2.5cm. |
| 4 | tazas de caldo de verduras (página 95) |
| 1 | cucharada de aceite de oliva virgen (prensado en frío) |
| 1/2 | cucharadita de comino |
| 1/2 | cucharadita de albahaca seca |
| 1/2 | cucharadita de sal marina |
| 450 gr. | de fideos |

Poner las verduras en una cacerola de tamaño mediano con el caldo.
Hervir y agregar el resto de los ingredientes, excepto los fideos.
Reducir el fuego y cocinar por 10 minutos.
Enfriar y hacer puré la mitad de esta mezcla en una licuadora y devolver el puré a la cacerola con el resto del caldo.
Agregar los fideos y cocinar por otros 7 minutos.

### SOPA DE HABAS

Para cuatro personas

| | |
|---|---|
| 200 gr. | alubias blancas |
| 2 | puerros, cortados |
| 1 | rodaja de limón |
| 2 | tallos de apio, cortados |
| 8 | tazas de caldo de gallina o de verduras (página 95) |
| 225 gr. | de tomates |
| 2/3 | taza de perejil picado |
| 1 | cebolla cortada |
| 2 | zanahorias, cortadas |
| Pimienta negra, fresca, molida | |

Remojar las alubias en agua por 4 horas. Sacar el agua. Usando agua fresca, cocinar las alubias con la rodaja de limón hasta que estén tiernas (de 45 a 60 minutos). Luego escurrir y mantener el líquido. Pasar un pincel con aceite a la base de la cacerola y agregar 1/4 taza de caldo. Añadir la cebolla y cocinar a fuego lento por 2 minutos. Agregar las zanahorias, apio y puerros y cocinar por 5 minutos. Si usted desea, pele los tomates (colóquelos en agua hirviendo por unos minutos para que la piel salga más fácil). Luego córtelos y júntelos con las demás verduras. Cocinar por otros 5 minutos agregando más caldo si es necesario. Calentar el resto del caldo y completar hasta 8 tazas con el líquido de las alubias. Dejar hervir, luego cocinar a fuego lento por 30 minutos o hasta que las verduras estén cocidas. Luego agregue las alubias y mantener la misma temperatura. Agregue el perejil y la pimienta antes de servir.

## SOPA DE PAPAS Y PUERROS

Para cuatro personas
500 gr.  de papas, peladas y cortadas en rodajas
4       puerros, bien lavados y cortados en pedazos de 2.5cm
1       cucharadita de eneldo fresco, finamente picado
1       cucharadita de menta fresca, finamente picada
260 gr. de cebollines o cebollas verdes picadas
2       cucharadas de perejil, finamente picados

Hervir las patatas y los puerros por aproximadamente por 15 minutos en 4 tazas de agua. Dejar enfriar y licuar esta preparación añadiendo el eneldo y la menta. Ponerla en la cacerola a fuego lento.
Agregar los de cebollines o cebollas verdes picadas  y cocinar por 10 minutos más.
Servir y esparcir el perejil sobre la sopa.

## SOPA DE APIO

Para cuatro personas
5       tazas de caldo de verduras (página 95) o  caldo natural Campbell's
3       puerros cortados
500 gr. de apio con las hojas, cortado
2       papas, peladas y cortadas en cubitos
1       cucharada de jugo de limón y cáscara rallada fina de 1 limón
1       taza de agua.
1       taza adicional de apio, finamente cortado

Combinar todos los ingredientes (con la excepción de la taza de apio finamente cortado) en una cacerola grande y cocinar a fuego lento por 2 horas.
Dejar enfriar, licuar y colocar la sopa en la cacerola.
Agregar la taza de apio y revolver.
Cocinar a fuego lento otros 5 minutos y servir.

## SOPA DE VERDURAS Y CEBADA

(Para cuatro o seis personas)
| | |
|---|---|
| 1 | taza de cebada |
| 1 | taza de ejote (judías verdes) cortad0s |
| 6 | tazas de agua |
| 400 gr. | de tomate enlatado |
| 2 | tazas de zanahorias cortadas |
| 2 | cucharadas de pasta de tomate |
| 1 | taza de cebollas cortadas |
| 2 | cucharadas de vinagre (de manzana o de vino blanco) |
| 2 | dientes de ajo picados |
| 1/2 | nabo pequeño rallado |
| 1 | tazas de chirivia rallada |
| 2 | cucharadita de mejorana seca |

En una cacerola grande cocinar la cebada en agua hasta que esté suave (pero que no esté demasiado cocinado), unos 30 minutos. Poner la mitad de la cebada en la licuadora con un poquito de la misma agua y licuar hasta que esté suave. Volver a colocarla en la olla junto con las zanahorias, cebolla, ajo, nabo, chirivias y los ejotes. Cocinar hasta que las verduras estén tiernas y mezclar con los tomates, la pasta de tomate, el vinagre y la mejorana. Cocinar a fuego lento por 60 minutos aproximadamente.

## MINESTRONE DE MAMÁ

(Para cuatro o seis personas)
| | |
|---|---|
| 2 | cebollas grandes, picadas |
| 1 | taza de champiñones cortados en rodajas |
| 2 | dientes de ajo, picados |
| 850 gr. | de tomates enlatados |
| 10 | tazas de caldo de verduras o de gallina (páginas 95 y 96) |
| 1 | cucharadita de sambal olek picado (opcional) |
| 2 | zanahorias grandes |
| 4 | tazas alubias blancas (instrucciones al final de la página) |
| 3 | tallos de apio con las hojas, cortados |
| 2 | puerros grandes, cortados (usar todo el puerro) |
| 2 | papas grandes, peladas y cortadas |
| 1 | taza de arroz integral cocido o fideos de macarrón integrales |
| 3 | calabacines (zucchini) pequeños, cortados |
| 10 | ejotes (judías verdes) picados |
| 2 | cucharaditas de mejorana seca |

En una olla grande cocinar las cebollas y el ajo por 6 minutos en 1/2 taza de caldo. Agregar el resto del caldo, las verduras, tomates y la pasta sambal olek. Sazonar con pimienta negra.
Dejar hervir y cocinar a fuego muy lento por 1-2 horas revolviendo ocasionalmente.
Dejar enfriar y licuar tres tazas de la sopa y devolverlo a la olla. Añadir los ejotes cocidos, el arroz o fideos macarrón y la mejorana. Dejar en el fuego por otros 5 minutos.
Para preparar los frijoles verdes (judías verdes): remojar 1 1/2 taza de ejotes secos en agua por 4 horas. Escurrir. Cocinar las habas en agua fresca con una rodaja de limón por 45-60 minutos hasta que estén tiernas.

## SOPA DE BETABEL FRESCA DE VERANO

(Para cuatro o seis personas)
| | |
|---|---|
| 4 | tazas de puré de betabel cocido |
| 4 | tazas de caldo de verduras (página 95) |
| 5 | cucharadas de cebollinos , finamente picados |
| 2 | cucharadas de ralladura fina de limón |

Pimienta negra, fresca, molida

Combinar todos los ingredientes y mezclar bien. Refrigerar. Para servir, guarnecer con cebollas verdes, cebollinos y betabel crudo rallado.

## SOPA DE ALUBIAS BLANCAS

(Para seis u ocho personas)
| | |
|---|---|
| 2 | tazas de alubias (porotos blancos, pinto) |
| 10 | tazas de agua |
| 2 | cucharadas de aceite de oliva virgen (prensado en frío) |
| 1/4 | taza de salsa tamari |
| 2 | cebollas cortadas en dados |
| 6 | dientes de ajo, cortados en cubitos |
| 1 | cucharadita de pimiento morrón rojo, finamente picado |
| 1 | zanahoria cortada en rodajas |
| 1 | tallo de apio cortado en rodajas |
| 2 | hojas de laurel |

Pimienta negra, fresca, molida
Sal marina

Cubrir las alubias con agua y remojar toda la noche.
Enjuagar y poner en una cacerola grande, cubrir con agua fresca y poner a fuego medio.
Agregar el aceite, la salsa de tamari, uno de los dados de cebolla, 3 de los dientes de ajo con sal y pimienta. Cocinar por 1 hora.
Añadir el pimiento morrón, zanahoria, apio, el resto de las cebollas y del ajo con las hojas de laurel. Cocinar por aproximadamente 1 hora hasta que las zanahorias y las alubias estén tiernas.

## SOPA DE ESPÁRRAGOS

(Para cuatro o seis personas)
| | |
|---|---|
| 16 | espárragos frescos (preferentemente las puntas) o |
| 350 gr. | de espárragos envasados en líquido |
| 3 | tazas de caldo de verduras o de pollo (página 95) |
| 1 | taza de hojas de apio, finamente cortadas |
| 3 | papas grandes, peladas y cortadas |
| 1 | cucharada de jugo de limón |

Si elije espárragos frescos, cocínelos en agua hirviendo por 3 minutos. Escurra y conserve el líquido.

Combine todos los ingredientes excepto 6 puntas de espárragos con 1/2 taza del líquido de los espárragos y cocine por 1 hora. Dejar enfriar y licuar hasta que quede suave. Calentar y servir usando las seis puntas de espárragos para decorar la sopa.

## SOPA DE TOMATE

(Para seis u ocho personas)

| | |
|---|---|
| 1 | cucharada de aceite de oliva virgen (prensado en frío) |
| 4 | dientes de ajo picados |
| 4 | cebollas cortadas en dados |
| 2 | tallos de apio cortados en rodajas |
| 10 | tazas de caldo de tomate (jugo de tomate o tomates cocinados exprimidos) |
| 1/2 | taza de salsa tammari |
| 1 | cucharadita de albahaca seca, de orégano seco y de ajo en polvo |
| 4 | cucharadas de soya en polvo |
| 2 | cucharadas de maicena (fécula de maíz) |
| 1/2 | taza de perejil fresco cortado finamente |

Calentar el aceite en una sartén o wok, agregar el ajo y las cebollas y saltear por 5 minutos.
Adicionar el apio y saltear por 3 minutos. Poner el caldo y condimentar. Cocinar por 30 minutos a fuego lento. Diluir el polvo de soya en dos tazas de caldo y verter en la sopa. Mezclar la maicena con un poco de caldo y condimentar a gusto.
Cocinar por otros 30 minutos a fuego muy lento Para una mejor absorción de los sabores, preparar esta sopa el día anterior a servirla agregando el perejil en ese momento.

## SOPA DE LENTEJAS Y PUERROS A LA FLORENTINA

(Para cuatro personas)

| | |
|---|---|
| 1/2 | taza de lentejas rojas |
| 2 | cucharaditas de salsa de soya |
| 1 | cucharada colmada de albahaca seca |
| 1 | cucharadita de orégano seco |
| 1 | cucharada de aceite de oliva virgen (prensado en frío) |
| 1 | puerro grande (solamente la parte blanca), cortado y bien lavado |
| 2 | zanahorias cortadas |
| 2 | tazas de brócoli cortado |
| 6 | tazas de agua pura (1 1/2 litro) |

A fuego lento, freír suavemente en el aceite las lentejas, la salsa de soya, el orégano y la albahaca revolviendo constantemente. Agregar las verduras cortadas. Seguir revolviendo hasta que las verduras estén ligeramente cocidas y agregar el agua. Dejar cocinar a fuego lento y añadir más agua si es necesario.
Otra variación: colocar la mitad de la sopa en la licuadora y licuar volviendo a poner esa parte en la cacerola. Guarnecer con perejil al servir.

## SOPA DE CHÍCHARO PARTIDO

(Para seis personas)
| | |
|---|---|
| 2 | tazas de chícharo partido |
| 8 | tazas de caldo de verduras (página 95) |
| 1 | cebolla cortada en dados |
| 2 | dientes de ajo picados |
| 2 | hojas de laurel |
| 2 | tallos de apio cortados en cuadritos |
| 2 | zanahoria grandes cortadas en pedazos |
| 1 | nabo cortado en cuadritos |
| 1 | papa cortada en cuadritos |
| 1/3 | taza de salsa tammari |
| 1 | cucharadita de ajo en polvo, de albahaca seca, de mejorana seca |

Sal marina

Combinar los chícharos partidos con el caldo en una cacerola grande y dejar hervir a fuego moderado. Reducir el fuego y agregar las cebollas, l ajo, las hojas de laurel, apio, zanahorias, nabo, papas, salsa de soya y condimentos. Cocinar por 1 hora hasta que los chícharos partidos y las verduras estén cocidos. Retirar las hojas de laurel. Si usted prefiere una sopa mas espesa, deje enfriar la sopa un poco y licúela. Ponerla nuevamente en la cacerola.

## SOPA DE FRUTAS

(Para dos personas)
250 gr. de fresas
| | |
|---|---|
| 2 | manzanas |
| 1 | cucharada de ralladura fina de cáscara de limón |

Jugo de 2 naranjas

Licuar las fresas y colocarlas en una cacerola.
Rallar las manzanas y añadir a las fresas junto con el jugo de naranja y la ralladura de limón. Dejar hervir y cocinar a fuego lento por 10 minutos.
Retirar del fuego y pasarlos por el colador.
Descartar los residuos y poner nuevamente la mezcla en la cacerola para volver a calentarla. Si usted desea espesar la mezcla adicione un poquito de maicena con un poco de jugo de naranja. Cocinar a fuego lento por otros 3 minutos revolviendo continuamente. Dejar enfriar y refrigerar.
Servir con rodajas de naranja o fresas y yogurt de leche de soya.
Si usted lo desea más dulce, vierta dos cucharaditas de miel sobre la sopa o espolvoree con una pizca de stevia en polvo.

## BORSCHT

(Para cuatro o seis personas)
4 1/2    de caldo de gallina o pollo (página 96)
4        betabeles crudos, pelados y cortados
2        manzanas, sin semillas, peladas y cortadas
1        cucharada de miel (opcional)
1        cucharadita de pimienta inglesa molida
2        yemas de huevos
Jugo de 4 limones grandes
Pimienta negra, fresca, molida
Sal marina
Cebollinos para guarnecer

Poner todos los ingredientes en una cacerola (excepto las yemas y los cebollinos) y cocinar hasta que los betabeles estén suaves.
Enfriar y licuar hasta que la mezcla esté suave. En un tazón separado, batir las yemas y espesarlas agregando un poco de la sopa caliente.
Luego verter la mezcla de las yemas con la sopa en la cacerola batiendo para mantener la preparación homogénea y cocinar a fuego lento por unos 15 minutos.
Refrigerar la sopa y servirla fría con cebollinos cortados.

## CONSOMÉ DE CHAMPIÑONES

(Para seis personas)
1 Kg.    de champiñones cortados en rodajas
1 Kg.    de cebollas, picada
1        cucharadita de jugo de limón
Pimienta negra, fresca, molida
Una pizca de sal marina
Cebollines o cebolla verde cortadas a lo largo
Champiñones extras cortados en rodajas finitas
Ramitas de berro para guarnecer

Colocar los champiñones en una cacerola grande junto con las cebollas, la sal, jugo de limón y 8 tazas de agua.
Dejar hervir lentamente, luego reducir el calor, cubrir y cocinar a fuego muy lento por 2 horas aproximadamente.
Pasar por un colador y volver a poner en la cacerola.
Agregar un poquito de sal y pimienta y volver a calentar.
Verter en platos hondos para sopa y guarnecer con los cebollines o cebollas verdes, los champiñones cortados en rodajas finitas y algunas ramitas de berro.

## SOPA DE CALABAZA

(Para ocho o diez personas)
2        calabazas moscadas (auyama, tamalayote o zapallito coreano) pequeñas, cortadas en cuadraditos
2        tazas de calabaza grande, cortada en pedacitos
2        cebollas, cortadas en pedacitos
2        dientes de ajo, picados
2        tallos de apio, picados
2        zanahorias picadas
6        tazas de caldo de verduras (página 95)
1/4      manojo de albahaca fresca
1/2      taza de cilatro fresco
2        cucharadas de salsa tammari
1/4      manojo de perejil italiano (de hojas planas), picado
Hojas de laurel
Una pizca de sal marina
Pimienta negra, fresca, molida

Poner las verduras en una cacerola grande con el caldo y las hierbas.
Agregar la salsa de soya, sal, pimienta, hojas de laurel y perejil.
Hervir y reducir el calor. Cocinar a fuego muy lento por 1 hora.
Dejar enfriar, sacar las hojas de laurel y licuar la sopa en una licuadora o procesadora hasta que esté suave y homogénea.

## SOPA DE LENTEJAS

(Para dos personas)
1/2      taza de lentejas sin cocinar, enjuagadas y escurridas.
4        tazas de caldo de champiñones kombu. (instrucciones al final de la página).
1        cucharadita de sal
2        cebollas, cortadas en media luna.
2        tallos de apio, finamente cortados.
Salsa tammari para dar sabor.

Cocinar las lentejas en el caldo por 1/2 hora o hasta que estén tiernas. Agregar la sal y las verduras y cocinar hasta que estén tiernas.
Añadir la salsa tammari durante los últimos 10 minutos de cocción.
Puede servirlo así o si prefiere, lo puede licuar.

### Caldo de champinones kombu:

Remojar 6 hongos shiitake en agua por 5 minutos. Agregar un pedazo de alga Kombu en 8 litros de agua fría y ponerlos a fuego alto. Añadir los hongos con su agua y dejar hervir, reducir el calor y cocinar a fuego muy lento por 10 minutos.
Retirar las algas Kombu y colocarlas en un trapo limpio para secarlas.
Retirar los hongos shiitake y guardarlos para otra comida o si prefiere, úselos para la sopa de lenteja ya que son muy buenos para el sistema inmunológico. Este caldo se mantiene en el refrigerador por una semana.

## SOPA DE POLLO A LA MADELEINE

(Para cuatro o seis personas)

**Para hacer el caldo**

| | |
|---|---|
| 1 | pollo de granja (pollo de corral, campero) sin piel |
| 1/2 | taza de ramitas de perejil |
| 1 | cebolla grande |
| 2 | dientes de ajo |
| 2 | hojas de apio |

hojas de laurel

Cocinar el pollo entero a fuego lento por 90 minutos con las hojas de laurel, cebollas, apio, perejil y dientes de ajo en 2 litros de agua aproximadamente (tapado). Transferir el líquido en una sopera.
Mantener el pollo y el caldo en el refrigerador toda la noche.

**Para hacer la sopa:**

| | |
|---|---|
| 2 | cebollas grandes, cortadas en cuadraditos |
| 2 | zanahorias, finamente cortadas |
| 1/2 | manojo de albahaca fresca |
| 6 | tallos de apio |
| 1/4 | manojo de cilantro fresco |
| 1/4 | repollo chino pequeño, cortado |
| 1 | taza de perejil italiano (de hoja plana) |
| 1 | chirivia pequeña, finamente cortada |
| 2 | tazas de jugo de verduras (opcional) |
| 1 | nabo pequeño, finamente cortado |
| 1/4 | taza de cebada perlada |
| 1/2 | taza de lentejas naranjas |
| 1 | camote pequeño, cortado |
| 2 | hojas de laurel |

Una pizca de sal marina y pimienta negra, fresca, molida

Poner las cebollas, albahaca, cilantro y perejil en una licuadora o procesadora y mezclar hasta que esté espeso.
Sacar el pollo del refrigerador, quitar los huesos y las grasas. Cortar la carne del pollo en pedacitos pequeños.
Sacar toda la grasa que esté en la superficie del caldo y agregar el caldo de verduras en la sopera.
Añadir la cebada perlada y las lentejas al caldo (con las hojas de laurel) y cocinar a fuego lento hasta que esté tierno.
Picar todas las verduras y agregar a la sopera.
Tapar y cocinar a fuego muy lento por 1 hora aproximadamente y agregar los pedacitos de pollo. Retirar las hojas de laurel. Sazonar con pimienta negra y sal.

## SOPA DE MINESTRONE A LA MADELEINE

(Para cuatro personas)

| | |
|---|---|
| 2 | cebollas marrones, peladas |
| 1/2 | manojo de albahaca fresca |
| 1/4 | manojo de cilantro fresco |
| 1/2 | manojo de perejil italiano (hojas planas) |
| 6 | tazas de caldo de verduras (página 95) o 1 lata o frasco de jugo de verduras |
| 2 | cucharadas de salsa de soya |
| 2 | cubitos de caldo de verduras naturales (sin aditivos) |
| 425 gr. | tomates al natural, envasados en frasco o lata |
| 1/2 | taza de lentejas |
| 1/2 | taza de cebada perlada |
| 4 | hojas de laurel |
| 2 | dientes de ajo |
| 2 | tallos de apio con las hojas, finamente cortados |
| 2 | zanahorias, finamente cortadas |
| 1/2 | chirivia, finamente cortada |
| 1 | nabo pequeño, finamente cortado |
| 1 | lata de frijoles (porotos) rojos, lavados |

Colocar las cebollas, albahaca, cilantro y perejil en una procesadora o licuadora y mezclar hasta que todo esté finamente picado.

Poner el caldo de verduras o el jugo de verduras en una cacerola grande junto con la salsa de soya, 1 taza de agua caliente y los cubitos de caldo mezclados en una taza de agua tibia.

Revolver y agregar la mezcla de las cebollas con las hierbas previamente licuadas.

Meter los tomates en la procesadora y mezclar. Luego transferirlos a la cacerola.

Adicionar las lentejas, la cebada perlada y las hojas de laurel.

Tapar y cocinar a fuego lento.

Pasar el ajo por la prensa de ajo y ponerlo en la cacerola.

Cortar finamente el apio, zanahorias, chirivias y el nabo, y agregarlos en la cacerola.

Tapar y cocinar a fuego muy lento por 80 minutos revolviendo ocasionalmente, sazonar con pimienta negra si así lo desea.

Agregar los frijoles rojos y cocinar por otros 10 minutos.

Retirar las hojas de laurel.

# Desayunos, Bebidas y Licuados

## PONCHE DE VERANO

| | |
|---|---|
| 1 | taza de jugo de zanahoria |
| 1/2 | taza de néctar de albericoques |
| 1/4 | taza de jugo de piña |

Hielo triturado y nuez moscada molida

Licuar todos los jugos, verter sobre el hielo, espolvorear con nuez moscada.

## LICUADO BATIDO

| | |
|---|---|
| 1 1/2 | tazas de leche de soya |
| 1/2 | taza de leche de coco enlatado bajo en calorías |
| 1 1/2 | taza de hielo triturado. |
| 1 | plátano |
| 12 | fresas |
| 1 | taza de piña fresca, picada |
| 1 | cucharada de miel o 1 pizca de stevia en polvo |
| 3 | cucharadas de LGA (página 126) |

Licuar todo junto y servir inmediatamente.

## LICUADO MÁGICO Y SALUDABLE DE MELÓN

| | |
|---|---|
| 1/2 | melón, cortado en pedazos |
| 1/2 | melón honeydew, cortado en pedazos |
| 1 | taza de sandía cortada |
| 1 1/2 | taza de leche de soya |
| 3 | cucharadas de LGA (página 126) |
| 1 | cucharada de miel o 1 pizca de stevia en polvo, stevia es mejor para quienes deseen bajar de peso |

Hielo triturado

Licuar todo junto y servir inmediatamente.

## LICUADO DE NANASTRAWKI

| | |
|---|---|
| 1 | taza de leche de soya |
| 1/2 | taza de leche de coco enlatada baja en calorías |
| 1 | plátano maduro. |
| 12 | fresas |
| 2 | frutas de kiwi, peladas y cortados en pedacitos |
| 2 | cucharadas de LGA (página 126) |
| 1 | cucharada de miel o 1 pizca de stevia en polvo |
| 1 | taza de hielo triturado |

Licuar todo junto y servir inmediatamente. Arándanos azules, zarzamoras (moras), y frambuesas pueden ser agregadas o sustituidas en la mezcla.

# Jaleas caseras y otros agregados

### LGA

LGA son las siglas de semillas de Lino, semillas de Girasol y Almendras.
Para preparar esto utilice:
3       tazas de semillas de lino (linaza) enteras
2       tazas de semillas de girasol enteras
1       taza de almendras enteras

Mezclar y moler todo junto hasta que quede fino, (puede usar un molinillo de café o una procesadora). Almacenarlo en un frasco de vidrio oscuro y herméticamente cerrado en el refrigerador.
Esta mezcla tiene un sabor ligeramente dulce y un sabor a nueces. Puede ser esparcido en el arroz, las pastas, frutas, verduras, en todo lo que usted lo desee adicionar.
Es una buena fuente de proteínas, de ácidos grasos esenciales, de minerales, fibras y definitivamente una mezcla rejuvenecedora.

### JALEA DE ALBERICOQUE

(Es un buen sustituto de mermeladas y conservas).

150 gr.  de albericoques secos
60 gr.   de pasas
100 gr.  de manzanas secas
4        tazas de jugo de naranjas fresco sin azúcar

Cocinar todos los ingredientes a fuego lento hasta que la fruta esté suave.
Deje enfriar y haga un puré en la licuadora. Coloque la preparación en frascos esterilizados (esterilice con agua hirviendo). Cerrar herméticamente cuando la preparación esté fría y mantener en el refrigerador.

### JALEA DE PIÑA Y JENGIBRE

2       tazas de piña machacada, bien escurrido
1       cucharadita de raíz de jengibre, fresca, prensada

Combine todos los ingredientes y use para untar en el pan tostado.

### CREMA DE FRUTAS Y NUECES

3/4     taza (100gr) de castañas de Cajú (nuez de la India) crudas y frescas
3/4     taza (100 gr.) de almendras peladas o previamente remojadas para quitar la piel
3       naranjas, peladas y desgajadas
1       cucharada de miel natural o 2 pizcas de stevia en polvo, si desea un sabor dulce

Puede agregar extracto de vainilla y/o nuez moscada molida si lo desea.
Moler las nueces y agregar todas las frutas.
Colocar la mezcla en una licuadora y licuar hasta que esté fino y cremoso.
Esto es especial para poner sobre las ensaladas de fruta fresca o con panqueques.

## PASTA DE TOFU Y SALMÓN

225      gr. de salmón enlatado (en agua)
100 gr  de tofu
2          cebollines o cebollas verdes, finamente picados
1          cucharada colmada de cilantro fresco, finamente cortado
2          ramitas de menta fresca, finamente picadas
Jugo de 1/2 limón
Pimienta negra, fresca, molida

Combine todos los ingredientes, aplastar hasta hacer una pasta y untar en las tostadas o usar como un relleno para sándwiches con pepino y tomate.

## HUMMUS

125 gr  de garbanzos secos
4          dientes de ajos grandes, picados
4          cucharadas de semillas de ajonjolí
1          cucharadita de páprika
Jugo de 3 limones frescos, exprimidos.

Remojar los garbanzos durante la noche. Antes de escurrir, quitarles la piel.
Escurrir. Usar agua fresca, hervir los garbanzos remojados por 1 hora. Colocarlos en una licuadora. Licuarlos con el ajo hasta que la mezcla esté blanda. Dejar a un lado.
Poner las semillas de ajonjolí en un molinillo de café y molerlas hasta que estén homogéneas.
Agregar los garbanzos y el ajo. Revolver con el jugo de limón y mezclar bien.
Espolvorear con páprika.
Puede untar el pan tostado, sándwiches o galletas con hummus en lugar de usar manteca o margarinas.
Nota: si usted prefiere, el hummus puede ser comprado en almacenes naturistas.

## GUACAMOLE

Hacer un puré aguacate con pimienta negra fresca y molida.
Agregar 2 cebollines o cebollas verdes y el jugo de limón.

# Bollitos (muffins)

### BOLLITOS DE MANZANAS

(Para 12 bollitos)

| | |
|---|---|
| 1 1/2 | taza de harina integral con levadura |
| 1/2 | cucharadita de especias mezcladas |
| 1/2 | cucharadita de canela molida |
| 1/2 | taza de pasas |
| 2 | claras de huevo |
| 2 | cucharadas de aceite de almendras (prensado en frío) |
| 1 | taza de manzanas cocidas y picadas |
| 1 | cucharada de miel o jugo de manzana concentrado |
| 1/2 | taza de leche de soya sin azúcar. |

Calentar el horno a 180 grados C (350 grados F).
Tamizar la harina con las especias y agregar las pasas.
Batir las claras de huevo y añadir el aceite, pedazos de manzana, la miel y la leche de soya. Licuar.
Agregar los ingredientes secos y revolver hasta que esté todo bien mezclado.
Con una cuchara, colocar la mezcla en una bandeja para bollitos previamente aceitada y hornear por 17 minutos o hasta que estén cocinados.

### BOLLITOS DE PLÁTANO Y NUEZ

(Para 12 bollitos)

| | |
|---|---|
| 5 | plátanos maduros, hechos puré |
| 1/4 | taza de aceite de canola (prensado en frío) |
| 1/4 | taza de miel |
| 2 1/4 | taza de harina integral |
| 3/4 | cucharadita de polvo para hornear |
| 3/4 | tazas de nueces de Brasil cortadas |
| 1/2 | cucharadita de sal marina |
| 3/4 | cucharadita de nuez moscada molida |
| 1 | cucharadita de bicarbonato de soda |
| 1 | cucharadita de extracto de vainilla |

Calentar el horno a 180 grados C (350 grados F). Aceitar una bandeja para 12 bollitos.
Mezclar los plátanos con el aceite, la miel y el extracto de vainilla en un tazón. En otro tazón mezclar la harina, polvo para hornear, las nueces, sal, nuez moscada y el bicarbonato de soda. Revolver los ingredientes húmedos en la mezcla seca y mezclar ambas preparaciones con una cuchara. Poner la preparación en la bandeja (con una cuchara) cubriendo hasta el borde.
Hornear por aproximadamente de 20 a 25 minutos. Servirlos tibios.

(*) **Sustituir el harina integral con levadura por harina integral común más 1 cucharadita de bicarbonato de soda y 1/2 cucharadita de polvo para hornear.**

## BOLLITOS DE PLÁTANO Y NUEZ A LA WENDY

(Para hacer aproximadamente 8 bollitos)

| | |
|---|---|
| 2 | plátanos maduros hechos puré |
| 2 | cucharadas de miel |
| 2 | cucharadas de aceite de oliva virgen (prensado en frío) |
| 1 | cucharada colmada de LGA (página 126) |
| 2 | cucharaditas de esencia de vainilla |
| 1 1/4 | tazas de harina integral con levadura |
| 1/2 | taza de nueces picadas |

Calentar el horno a 180 grados C (350 grados F).
Mezclar los plátanos, miel, aceite y LGA en un tazón grande.
Unir el resto de los ingredientes y mezclar. Con una cuchara poner la preparación en un molde para bollitos antiadherente y hornear de 20 a 25 minutos aproximadamente.

## BOLLITOS DE ARÁNDANOS ROJO Y MANDARINAS

| | |
|---|---|
| 2 1/2 | tazas de harina integral |
| 2 | cucharaditas de polvo para hornear |
| 2/3 | taza de jugo de naranja fresco, exprimido |
| 2 | cucharaditas de jarabe de arroz integral |
| 1/4 | taza de miel |
| 1/4 | taza de aceite de canola (prensado en frío) |
| 2/3 | taza de mandarinas (o naranjas) peladas, sin semillas y cortadas |
| 3/4 | taza de arándanos rojos, frescos o descongelados. |

Calentar el horno a 180 grados C (350 oF). Aceitar el molde para 12 bollitos. Mezclar la harina y el polvo para hornear en un tazón. En otro tazón mezclar el jugo de naranja, jarabe de arroz, miel, aceite y las mandarinas. Agregar la mezcla seca a la mezcla húmeda y revolver.
Mezclar perfectamente la preparación con los arándanos rojos. Con una cuchara poner la mezcla en el molde de bollitos llenando cada molde hasta el borde y hornear de 20 a 25 minutos aproximadamente. Servirlos tibios.

## HAMBURGUESAS DE SOYA

(Para hacer aproximadamente 12 hamburguesas)

| | |
|---|---|
| 410gr | de fríjol de soya enlatado o cocinados, escurridos y licuados con |
| 1 | cucharada de tahina |
| 2 | tallos de apio, picados |
| 1 | zanahoria rallada |
| 1 | cebolla, finamente picada |
| 2 | dientes de ajo picados |
| 2 | cucharadas colmadas de perejil fresco, picado |
| 1 | cucharada colmada de cebollino picado |
| 1 | cucharada colmada de cilantro |
| 1 | huevo |
| 1/2 | taza de trigo sarraceno (alforfón) cocido o arroz silvestre |
| 1 | cucharada de semillas de ajonjolí |

Pimienta negra fresca, molida
Una pizca de sal marina

Mezclar todos los ingredientes excepto las semillas de ajonjolí. Si esta preparación está muy blanda añadir un poco de cualquier harina integral. Con un cucharoncito para servir helados formar bollos, aplastarlos y pasarlos por las semillas de ajonjolí.
Refrigerar 30 minutos.
Cocinar en un sartén antiadherente ligeramente aceitado hasta que tengan un color dorado.
Darles vuelta.
Servirlas así o con Salsa de Champiñones o Salsa de Tomate. (página 94).

# Cereales

Usted puede utilizar de 30 a 60 gr. de avena o muesli (sin tostar y sin azúcar). Se recomienda no utilizar leche de vaca, reemplácela por leche de soya, leche de almendras, leche de coco, leche de avena o leche de arroz sin azúcar.
Otra alternativa es la leche de Amasaki, una bebida de arroz fermentado de sabor dulce. La leche de Amasaki es de origen japonés y se la puede encontrar en almacenes especializados en productos asiáticos.

## PREPARE SUS PROPIOS CEREALES O MUESLI

| | |
|---|---|
| 2 | tazas de avena |
| 1/2 | taza de pasas sin semillas |
| 1 | taza de centeno |
| 1/2 | taza de semillas de girasol |
| 1/2 | taza de dátiles secos, picados |
| 1/2 | taza de nueces |
| 1/2 | aza de almendras |
| 1/4 | taza de semillas de calabaza |
| 1/4 | cucharadita de nuez moscada, molida |
| 1/4 | cucharadita de canela molida |

Combine todos los ingredientes y mezclarlos en un tazón grande.
Ponerlos en un envase herméticamente cerrado y refrigerar toda la noche.
Servir con cualquiera de las leches recomendadas.
Puede agregar cualquier fruta fresca como bananas, fresas, ciruelas, fruta de kiwi, naranjas, manzanas, o cualquier fruta de su elección junto con LGA.

## SANDWICHES TOSTADOS

Calentar la sandwichera y poner una capa delgada de aceite de oliva (prensado en frío). Colocar las rebanadas de pan integral en la sandwichera con algunos de los rellenos sugeridos en el párrafo siguiente. Cerrar la sandwichera y cocinar de 4 a 6 minutos.

Algunos rellenos sugeridos son los frijoles cocinados en salsa de tomate, salsa de champiñones (página 94) o champiñones cocidos (página 133), huevos de granja (de gallinas de corral, camperas), humus (página 127), Pasta de Tofu (página 127), Jalea de Piña y jengibre (página 126), Jalea de Damascos (página 126), salmón, sardinas, atún, tomates, cebollas y ajo. Usted puede hacer diferentes combinaciones con estos ingredientes.

## PANQUEQUES DE HARINA INTEGRAL

(Para hacer de seis a ocho panqueques)
1      huevo de granja
1      taza de leche de soya sin azúcar
3/4    taza de harina integral para hornear
1      cucharadita de extracto de vainilla
pizca de stevia en polvo para endulzar los panqueques

Batir el huevo con la mitad de la leche y mezclar con la mitad de la harina, luego agregar el resto de la leche y de la harina alternadamente.
Batir bien para disolver todos los grumos.
Dejar reposar la mezcla por unos 15 minutos en el refrigerador.
Calentar un sartén antiadherente ligeramente aceitado con aceite de oliva virgen (prensado en frío).
Mantenga una temperatura mediana y vierta 1/2 taza de la mezcla dentro de la sartén.
Cuando aparezcan las burbujas en la masa, dé vuelta el panqueque.
Rellenar el panqueque con fruta fresca, jugo de algún cítrico y miel, y esparcir LGA (página 126) o nueces crudas picadas.
Otra opción es preparar los panqueques es utilizar  Salsa de Champiñones (página 94), Pasta de Tofu (página 127), Huevos al Curry (página 132) o Tomates a la Parilla (página 133).

### HUEVOS – UNA MANERA SALUDABLE DE COCINARLOS PARA LA DLH.

Escoger huevos de granja (de gallinas de corral, camperas) o huevos orgánicos.

**Huevos al curry:** hervir 4 huevos por 10 minutos, machacarlos con 2 cucharadas de leche de soya sin azúcar y 1 cucharadita de curry en polvo. Mezclar muy bien.

**Huevos pasados por agua perfectos:** Llenar con agua en una sartén antiadherente, agregar una cucharada de vinagre de manzana. Hervir. Agregar los huevos y reducir el calor para cocinarlos a la consistencia deseada. Asegurar que haya suficiente agua para cubrir los huevos.

**Huevos cocidos duros o blandos** son también saludables. Evite freír huevos a alta temperatura ya que el colesterol se convierte a oxicolesterol que una forma oxidada del colesterol que es nociva para la salud.

## TOFU REVUELTO

(Para tres personas)

| | |
|---|---|
| 2 | cucharadas de agua |
| 750 gr. | de tofu cortado |
| 2 | cebollas pequeñas, peladas y picadas |
| 1 | cucharada de ajo picado |
| 1/2 | pimiento morrón verde, finamente picado |
| 1/2 | taza de champiñones frescos, cortados en rodajitas |
| 4 | cucharadas de aceite de oliva virgen (prensado en frío) |
| 1/2 | cucharada de mostaza |
| 2 | cucharadas de miso blanco o salsa de soya |
| 1 | cucharadita de curry en polvo |
| 4 | cucharadas de menta o perejil fresco, finamente picado. |
| 1/2 | cucharadita de estragón seco |
| 1/4 | cucharadita de chile en polvo |
| 1/4 | cucharadita de pimienta negra, fresca, molida |
| 1/4 | cucharadita de sal marina |

Calentar el agua en una sartén o wok, agregar el tofu, las cebollas, el ajo, el pimiento morrón y los champiñones. Luego añadir el aceite.
Cocinar de 8 a 10 minutos a temperatura media.
Mezclar la mostaza y el miso en un tazón y echar en el wok con la preparación del tofu. Adicionar y revolver el curry en polvo, la menta, el estragón, el chile en polvo, la pimienta negra y la sal. Continuar cocinando de 6 a 8 minutos hasta que el líquido del wok esté casi evaporado.
Servir caliente con ensalada, verduras o pan tostado.
Si usted desea puede agregar LGA (página 126) para aumentar el contenido de proteínas.

## TOMATES ASADOS O LA PARILLA

Cortar los tomates por la mitad. Luego hacer un pequeño corte en cada mitad de cada tomate y poner un pedacito de ajo en cada uno. Cubrirlos con una capa delgada de aceite de oliva virgen (prensado en frío) y asarlos a la parrilla.

## CHAMPIÑONES COCIDOS

Escoger la cantidad de champiñones que desee. Calentar una sartén antiadherente ligeramente cubierta con aceite de oliva virgen (prensado en frío). Agregar el agua y los champiñones. Luego echar un poco de salsa de soya y leche de soya sin azúcar. Cocinar a temperatura moderada.

# Platos Principales

---

### TOMATES RELLENOS DE ARROZ SILVESTRE

(Para cuatro personas)
| | |
|---|---|
| 8 | tomates medianos |
| 1 | taza de arroz silvestre cocido |
| 1 | cebolla, finamente picada |
| 3/4 | taza de grosellas secas |
| 4 | cucharadas de piñón |
| 2 | cucharadas colmadas de menta picada |
| 2 | cucharadas colmadas de cebollinos |
| 1 | cucharada colmada de LGA (página 126) |
| 1/2 | taza de pan integral rallado |

Pimienta negra fresca, molida

Calentar el horno a 180 grados C (350 oF).
Quitar la parte superior e inferior del tomate, sacar la pulpa con una cuchara de metal
Combinar el arroz, cebollas, grosellas, piñón, menta, cebollinos y pulpa de tomate en una sartén y sazonar con pimienta.
Cocinar la mezcla a fuego lento por 1 minuto.
Colocar los tomates en una bandeja para hornear. Poner la mezcla dentro de los tomates con una cuchara. Esparcir el pan rallado y LGA sobre cada tomate.
Hornear por veinte minutos.

### OMELETTE DE ZUCCHINI (CALABACITA) CON HIERBAS

(Para una persona)
| | |
|---|---|
| 2 | huevos de granja |
| 1 | zucchini (calabacín) rallado |
| 2 | Cebollines o cebollas verdes, finamente picadas |
| 2 | cucharadas colmadas de perejil, finamente picado |
| 2 | cucharadas colmadas de cebollino, finamente picado |

Pimienta negra, fresca, molida

Combinar todos los ingredientes, mezclar bien echar dentro de una sartén para omelettes antiadherente.
Cocinar hasta que la mezcla esté firme, dar vuelta al omelette y cocinarlo del otro lado.
Servir con una de nuestras ensaladas.

## PAELLA VEGETARIANA

(Para cuatro personas)

| | |
|---|---|
| 1 1/2 | taza de arroz integral |
| 2 | cucharadas de pasta de tomate |
| 2 | tazas de caldo de gallina o caldo de verduras (página 95 ó 96) |
| 1 | cucharadita de cúrcuma |
| 4 | tomates pelados y picados |
| 2 | cebollas grandes cortadas en rodajas |
| 2 | puerros cortados en tiras |
| 3 | zanahorias cortadas en rodajas |
| 250 gr. | brócoli separados en pequeños ramitos |
| 2 | calabacines (zuchini) cortados en rodajas gruesas |
| 250 gr. | coliflor separados en pequeños ramitos |
| 1 | pimiento morrón rojo, cortado en rodajas |
| 2 | dientes de ajo picados |
| Pimienta negra, fresca, molida | |

Sancochar el arroz en el caldo por 20 minutos. Dejar a un lado pero no escurrir. Agregar las cebollas, puerros zanahorias, calabacines y ajo en una sartén antiadherente y cocinar por 10 minutos en 5 cucharadas de agua a fuego mediano.
Agregar el pimiento morrón rojo, pasta de tomate, cúrcuma y tomates. Cocinar por 2 minutos. Añadir el arroz con el caldo y revolver hasta combinar todos los ingredientes. Cocinar a fuego lento por 15 minutos aproximadamente.
Separadamente cocinar el brócoli y la coliflor por 5 minutos y agregar a la preparación anterior antes de servir.

## FILLETE DE PESCADO AL VAPOR CON HIERBAS

(Para cuatro personas)

| | |
|---|---|
| 4 | filetes de pargo, macarela, bacalao o lobina |

**Aderezo:**

| | |
|---|---|
| 2 | tazas de pan integral rallado |
| 2 | cucharadas colmadas de cilantro, finamente picado |
| 2 | cucharadas colmadas de perejil, finamente picado |
| 2 | cucharadas colmadas de cebollinos |
| 1 | cucharada colmada de albahaca, finamente picada |
| 2 | cucharadas de chutney |
| 1 | cucharada de mostaza sin semillas |
| 1 | clara de huevo |

Cortar cada filete por el medio y a lo largo con un cuchillo de hoja filosa de tal manera que quede un bolsillo para el relleno. Combinar todos los condimentos y colocarlos en el bolsillo de cada filete. Asegurar los extremos con picadientes. Poner un poco de agua en una sartén antiadherente y cocinar el pescado a fuego alto por 5 minutos en cada lado.

## DOLMADES – HOJAS DE PARRA RELLENAS

(Aproximadamente 40 unidades)
250 gr  de hojas de parra en conserva, enjuagadas en agua caliente
2          cucharadas de aceite de oliva virgen (prensado en frío)
Jugo de 1/2  limón

**Relleno:**
1          taza de arroz de grano largo
1          cucharada de aceite de oliva virgen (prensado en frío)
1          cebolla grande, finamente picada
2          cucharadas colmadas de piñón
2          cucharadas de perejil picado
2          cucharadas colmadas de grosellas secas
Pimienta negra, recién molida

Colocar las hojas de parra en una tabla de picar con el lado brilloso hacia abajo. Dejar a un lado las hojas dañadas. Para hacer el relleno, lavar muy bien el arroz y escurrir. Calentar el aceite y freír la cebolla hasta que esté suave. Agregar los piñones y freírlos hasta que estén dorados. Quitar del calor y añadir el arroz y los demás ingredientes. Como las hojas de parra son saladas no agregar sal. Poner una cucharada llena de relleno a cada hoja de parra y envolver. Revestir la base de la cacerola con las hojas dañadas y colocar encima los rollitos armados poniéndolos juntos con la juntura hacia abajo. Cubrir con un plato invertido.
Verter el jugo de limón, aceite de oliva y suficiente agua para cubrir el plato. Tapar la cacerola, llevar a hervor, reducir el calor y cocinar a fuego lento por 40 minutos. Retirar del fuego y ver si el arroz está tierno. Dejar enfriar en el líquido. Servir tibio o frío.

## CREPAS SABROSAS

(Para cuatro personas).
1          taza de harina integral común
1          cucharadita de mostaza seca
1 1/4    taza de leche de soya
3          claras de huevo

Colocar todos los ingredientes en una licuadora y licuar hasta que quede suave. Dejar descansar por 30 minutos.
Echar un poco de mezcla en una sartén antiadherente o especial para hacer crepas. Rotar la sartén rápidamente para distribuir la mezcla de modo uniforme (si hay un exceso, devolverla al recipiente con el resto de la mezcla).
A medida que aparezcan las burbujas, dar vuelta a la crepa hasta que esté cocida. Estas crepas son muy delgadas y toman muy poco tiempo en cocinarlos, así que cuídelos de no quemarlas.

## SORPRESA DE ZANAHORIAS Y SEMILLAS DE GIRASOL

(Para cuatro personas)
| | |
|---|---|
| 1 | cebolla grande, finamente picada |
| 2 1/2 | tazas de zanahorias cortadas |
| 3/4 | taza de agua |
| 1 | cucharada de miel |
| 1/4 | de frijol de soya molido |
| 2 | cucharadas colmadas de eneldo, finamente picado |
| 1/4 | taza de semillas de girasol |
| 2 | claras de huevo de granja, ligeramente batidos |
| 1/4 | taza de almendras picadas |

Pimienta negra fresca molida para sazonar

Calentar el horno a 180 grados C (350 oF).
Poner la cebolla y el agua en una cacerola y llevar al hervor. Agregar las zanahorias y tapar.
Cocinar a fuego lento hasta que las zanahorias estén tiernas. Luego mezclar con los demás ingredientes con la excepción de las almendras. Verter la preparación en un plato para hornear, esparcir las almendras encima y hornear por 20 minutos.

## CACEROLA DE VERDURAS

(Para seis u ocho personas).
| | |
|---|---|
| 4 | papas grandes peladas y cortadas en pedazos |
| 2 | zanahorias cortadas en pedazos grandes |
| 1 | chirivia pelada y cortada en pedazos |
| 1/2 | nabo sueco pequeño, cortado muy finito |
| 1 | taza de apio cortado |
| 1 | taza de chícharos |
| 1 | taza de ejotes (judías verdes) |
| 800 gr. | (2 latas) de tomates enlatados, escurridos |
| 2 | tazas de jugo de naranja (sin azúcar) |
| 2 | cucharada de ralladura de cáscara de naranja |
| 3 | tazas de caldo de verduras (página 95) |
| 4 | cucharadas de LGA (página 126) |

Pimienta negra recién molida para sazonar

Calentar el horno a 180 grados C (350 grados F).
Poner los ingredientes en una cacerola de barro con tapa. Cubrir y cocinar en el horno por 2 horas.
Este plato está listo cuando las verduras están tiernas y el líquido se ha reducido a una salsa.
Si desea, puede agregar un poco de maicena para espesarlo.

## CALABAZA AL HORNO CON SEMILLAS DE AJONJOLÍ

Calentar el horno a 200 grados C (400 grados F). Cortar la calabaza en porciones individuales, cocinar al vapor hasta que estén casi listas. Con un pincel, poner una capa delgada de aceite de oliva virgen (prensado en frío) y rociarlas con las semillas de ajonjolí. Colocar en el horno y terminar de cocinarlas.

## KEBABS CONDIMENTADOS DE POLLO

(Para cuatro personas)
**Marinado:**
| | |
|---|---|
| 1 | diente de ajo picado |
| 2 | cucharaditas de raíz fresca de jengibre, finamente rallada |
| 2 | cucharadas colmadas de cilantro fresco, finamente cortado |
| 1/2 | taza de jugo de limón |
| 2 | pechugas de pollo de granja deshuesado y sin piel, cortadas en cubos |
| 2 | cebollas grandes cortadas en pedazos para ensartar en una broqueta |
| 1 | mango grande, cortado en rodajas |
| 12 | champiñones, enteros o mitades según el tamaño que tengan |
| 1 | pimiento morrón verde sin semillas y cortado para ensartar en la broqueta |

**Salsa de mango:**
| | |
|---|---|
| 1 | mango fresco pelado y cortado |
| 1 | cucharada colmada de perejil, finamente cortado |
| 1 | diente de ajo picado |
| 1 | cucharadita de jengibre fresco, rallado |
| 1 | pizca de chile en polvo |
| 1 | cucharadita de pimienta inglesa |
| 1 | cucharada de miel |

Combinar todos los ingredientes del marinado y marinar el pollo toda la noche.
Organizar los pedazos de pollo con los demás ingredientes en forma alternativa en las brochetas. Colóquelos en la parrilla o barbacoa hasta que el pollo se dore.
Licuar todos los ingredientes de la salsa.
Servir con los kebabs. La salsa puede ser servida caliente o fría.

## PAPAS RELLENAS CON FRIJOLES COCIDOS EN SALSA.

(Para cuatro o seis personas)
| | |
|---|---|
| 1 | papa grande lavada por persona |
| 2 | cucharadas colmadas de cebollines o cebollas verdes picadas |
| 2 | cucharadas colmadas de cebollinos cortados |
| 2 | cucharadas colmadas de perejil cortado |
| 3 | cucharadas de LGA (página 126) |
| 400 gr. | frijoles cocidos en salsa de tomate (1 lata) |

Calentar el horno a 200 grados C (400 grados F). Hornear las papas con cáscara en el horno caliente por 1 1/2 hora. Retirar y cortar a lo largo. Con una cuchara de metal para helados, sacar la parte interna de las papas y colocarlas en un tazón junto con los cebollines o cebollas verdes, cebollinos, perejil y LGA. Hacer un puré, agregar los frijoles y mezclar bien. Rellenar las papas con esta mezcla y meter nuevamente en el horno hasta que estén bien cocidas. Variar el número de ingredientes de acuerdo a la cantidad de papas que se requieran.

## PESCADO ENTERO AL ESTILO CHINO

| | |
|---|---|
| 1 | pescado entero de aproximadamente 1 o 2 Kg. (trucha o pargo) |
| | jugo de limón recién exprimido |
| 5-6 | tazas de caldo de pollo o pescado (página 96) |
| 1 | cebolla mediana, picada |
| 1 | tallo de apio, picado |
| 1 | zanahoria cortada en tiras delgadas |
| 2 1/2cm. | de raíz de jengibre, finamente cortado |
| 2 | dientes de ajo picados |

Guarnición (siga las instrucciones en esta misma página)

Limpiar y pesar el pescado. Luego frotarlo por dentro y por fuera con jugo de limón. Colocar el caldo en un wok o en una sartén hondo y grande para freír y agregar las verduras, jengibre y el ajo. Colocar una rejilla de metal en el wok de tal manera que quede un espacio entre la base del mismo y la rejilla. Hervir el caldo sobre fuego lento. Colocar el pescado sobre la rejilla y echar encima 1 taza de caldo y los condimentos. Cocinar al vapor por 20 ó 30 minutos o hasta que esté cocido.
Otra opción es envolver el pescado en papel y cocinar al horno a 180 grados C (350 grados F) por 25 minutos, mientras se cocina el caldo a fuego lento (de 20 a 30 minutos). Colocar el pescado en un plato precalentado y dar un hervor al resto del caldo hasta que se reduzca ligeramente y, con una cuchara, verter sobre el pescado.
Este plato puede ser servido caliente o frío.
**Para preparar la guarnición:**
Pelar 1 zanahoria y cortarla en tiritas. Cortar 2 cebollines o cebollas verdes en rodajas muy finas. Remojar la zanahoria y los cebollines o cebollas verdes por 1 hora en 1/2 taza de vinagre balsámico y 1/2 taza de jugo de naranja sin azúcar. Escurrir y esparcir sobre el pescado para guarnecer.

## POLLO CHOW MEIN

(Para seis personas)

| | |
|---|---|
| 6 | tazas de caldo de gallina (página 96) |
| 4 | cucharadas de arroz integral |
| 2 | cebollas cortadas |
| 1 | taza de apio cortado |
| 1 | taza de zanahorias cortadas en rodajas |
| 1 | taza de ejotes (judías verdes) |
| 1 | bok choy (col china) pequeño |
| 1 | taza de coliflor |
| 1 | taza de brócoli |
| 2 | cucharaditas de curry en polvo |
| 1 | cucharadita de cinco especias chinas en polvo (sin glutamato monosódico) |
| 2 | cucharaditas de raíces de jengibre ralladas |
| 500 gr. | de pollo cocinado al vapor |
| 2 | tazas de fideos |

Dejar hervir el caldo y reducir el fuego. Agregar todos los ingredientes excepto el pollo y los fideos. Cocinar a fuego lento por 20 minutos aproximadamente. Cocinar los fideos hirviéndolos por 3 minutos, colar y enjuagar bien.
Agregar el pollo y los fideos a la mezcla con el caldo. Si lo desea más espeso, utilice maicena.

## HAMBURGUESAS DE FRIJOL DE SOYA

(Para cuatro o seis personas)

| | |
|---|---|
| 500 gr. | de frijoles de soya secos |
| 4 | cucharadas de LGA (página 126) |
| 2 | cebollas medianas cortadas |
| 1 | cucharada colmada de perejil picado |
| 1 | taza de puré de papas |
| 1 | taza de clara de huevo |
| 2 | cucharadas de salsa de tomate |
| 2 | cucharadas de salsa de soya (baja en sal) |
| 1/2 | cucharadita de nuez moscada molida |
| 1 | taza de pan integral molido |

Pimienta negra recién molida
Harina integral
Claras de 3 huevos batidas con dos cucharadas de leche de soya sin azúcar

Poner los frijoles de soya en una cacerola, cubrir con agua a 2.5 cm. arriba del nivel de los frijoles. Llevar a hervor y cocinar por 1 minuto. Quitar del fuego, tapar la cacerola y dejar descansar por 1 hora (esto equivale a remojarlos toda la noche).
Cocinar los frijoles en el mismo líquido por 2 1/2 horas o hasta que estén tiernos. Colarlos y hacer un puré, agregar LGA.
Unir con las cebollas, el perejil, papas, la taza con las claras de huevo, la salsa de tomate y de soya, la nuez moscada y la pimienta. Utilizar una cuchara para servir helado para formar las hamburguesas.
Cubrir cada hamburguesa en harina, pasarlas por la mezcla de las claras de huevo y la leche de soya, y cubrir con pan integral.
En un sartén antiadherente ligeramente aceitado con aceite de oliva virgen freír las hamburguesas de los dos lados hasta que estén doradas.

## FRIJOL CON CHAMPIÑONES

(Para dos personas)

| | |
|---|---|
| 250 gr | champiñones cortados en rodajas finitas |
| 250 gr. | cebollines o cebollas verdes, finamente cortadas |
| 250 gr. | de frijol adzuki (frijol japonés) cocidos |
| 1 | cucharada de aceite de oliva virgen (prensado en frío) |
| 1 | cucharadita de estragón |
| 1 | cucharadita de eneldo |

Pimienta negra recién molida para sazonar.

Calentar el horno a 180 grados C (350 grados F).
Con un pincel aceitar una charola para hornear (puede utilizar aceite de oliva o de ajonjolí).
Combinar todos los ingredientes, colocarlos en la charola y tapar con papel aluminio. Hornear por 25 minutos.

## ESPAGUETI CON SALSA DE TOMATE Y CHILE

(Para seis personas)
| | |
|---|---|
| 1 | cebolla grande cortada |
| 1 | pimiento morrón verde, cortado en rodajas |
| 2 | tallos de apio picados |
| 1/2 | taza de champiñones |
| 2 | dientes de ajo picados |
| 1 | taza de zanahorias cortadas en rodajas |
| 1/2 | taza de pasta de tomate |
| 1 | taza de agua o de caldo de verduras (página 95) |
| 2 | cucharadas colmadas de albahaca, finamente picada |
| 2 | cucharaditas de orégano seco o fresco |
| 2 | hojas de laurel |
| 1 | cucharadita de de chile en pasta o un poco de chile en polvo (opcional) |
| 440 gr. | de tomates enlatados con su jugo |
| 1 | paquete de tallarines (espagueti) de harina integral |

Mariscos de su elección (opcional)
Pimienta negra recién molida

Saltear la cebolla, el pimiento morrón, el apio, los champiñones, el ajo y las zanahorias en 1/4 de taza con agua o en una cucharada de aceite de oliva, por 6 minutos.
Agregar el resto de los ingredientes excepto los tallarines y cocinar a calor suave por 1/2 hora. Si usted desea puede incorporar mariscos cocinados (camarones, escalopas, ostras, pulpos o langostas). Retirar las hojas de laurel.
Cocinar los tallarines, combinarlos con la salsa y servir con ensalada fresca y pan crujiente.

## TORTITAS DE PESCADO PARA LA FAMILIA

(Para hacer 12 tortitas aproximadamente)
| | |
|---|---|
| 4 | papas grandes peladas |
| 6 | cebollines o cebollas verdes, finamente picadas |
| 300 gr | de atún o salmón enlatados o filetes cocidos de cualquier pescado |
| 2 | zanahorias ralladas |
| 1 | tallo de apio, finamente picado |
| 1 | clara de huevo (sin batir) |
| 1 | clara de huevo extra y 1 cucharada de agua batidos juntos |

Pan integral molido y LGA
Pimienta negra recién molida

Hervir las papas hasta que estén suaves, escurrir y agregar la pimienta, los cebollines o cebollitas verdes y hacer un puré. Incorporar el pescado, las zanahorias, el apio y la clara de huevo sin batir y mezclarlos bien. Dejar enfriar la mezcla. Luego, con una cuchara para servir helado, formar las tortitas. Pasar cada una de ellas por la mezcla de las claras de huevo con agua y luego por el pan molido y LGA. Colocar las tortitas de pescado en el refrigerador por 2 horas. Cocer las tortitas por 5 minutos de cada lado o cubrirla ligeramente con aceite de oliva virgen cubrir con papel aluminio y asar a la parilla.

## CAMARONES CONDIMENTADOS CON BRÓCOLI

| | |
|---|---|
| 250 gr. | brócoli |
| 2 | cucharadas de aceite de oliva virgen (prensado en frío) |
| 10 | cebollines o cebollas verdes picadas (separar las partes verdes de las blancas). |
| 2 | dientes de ajo picados |
| 2 | cucharadas colmadas de jengibre rallado (fino) |
| 1 Kg | de camarones sin cocinar y limpios (sin caparazón) |
| 1 | cucharadita de Chile ají (picado). Es opcional |
| 1 | cucharadita de chile en pasta (sambal olek) |
| 1 | cucharadita de chile en polvo |
| 1 | cucharadita de aceite de ajonjolí |
| 4 | cucharadas de agua |

Cocinar el brócoli en agua hirviendo por 3 minutos, sin tapar. Luego enjuagar con agua muy fría por 30 o 40 segundos para prevenir que se cocine de más. Escurrir.
Calentar el aceite en un wok a fuego mediano y agregar la parte blanca de los cebollines o cebollitas verdes. Cocinarlas por 1 minuto. Revolver con el ajo y el jengibre y cocer por 3 minutos. Agregar los camarones con el ají (éste último es opcional) y cocinar, revolviendo constantemente hasta que los camarones se tornen color rosa, aproximadamente de 3 a 4 minutos.
Combinar la pasta de chile, el chile en polvo (opcional), el aceite de ajonjolí y el agua en un tazón pequeño. Revolver esta preparación con la mezcla de los camarones y cocinar por 1 minuto.
Agregar el brócoli y cocinar hasta que esté a la misma temperatura que el resto de la mezcla. Añadir la parte verde de las cebollines /cebollas verdes y volver a calentar.
Servir con arroz integral.
Nota: si a usted no le agrada la comida picante, evite usar el chile en polvo y el chile ají.

## ESCALOPAS CON SEMILLAS DE AJONJOLÍ MOLIDA

| | |
|---|---|
| (Para seis personas) | |
| 450 gr. | de escalopas frescas de mar |
| 3 | cucharadas de semillas de ajonjolí molidas |
| 1 | cebolla pequeña rallada |
| 1 | diente de ajo picado |
| 1 | pimiento morrón rojo cortado en rodajas |
| 12 | tomates cherry amarillos |
| 12 | tomates cherry rojos |
| 1/4 | taza de jugo de piña (sin azúcar) |

Pimienta negra recién molida
Pizca de sal marina

Combinar todos los ingredientes y dejar marinar por 4 horas.
Luego ensartar las escalopas y los tomates en brochetas.
Asarlas en la parrilla de 6 a 10 minutos.

## CACEROLA FÁCIL DE POLLO Y PUERROS (ESTOFADO)

(Para cuatro personas)

| | |
|---|---|
| 6 | mitades de pechugas de pollo de granja (pollo de corral, campero), sin piel y deshuesado |
| 1 | cucharadita de salsa de chile |
| 6 | puerros cortados en tiras |
| 2 | tazas de apio picados |
| 3 | papas medianas, peladas y cortadas en pedacitos |
| 2 | tazas de zanahorias, cortadas en rodajas finitas |
| 6 | tazas de caldo de gallina (página 96) |
| 400 gr. | tomates envasados en lata o frasco con su jugo |
| 1/2 | taza de perejil cortado |
| Pimienta negra recién molida | |

Cortar las pechugas en trozos y colocarlas en una cacerola. Agregar la salsa de chile, puerros, apio, patatas y zanahorias al pollo. Verter el caldo sobre los ingredientes. Llevar a hervor y cocinar a fuego lento por 20 minutos hasta que las verduras estén tiernas. Añadir los tomates, la pimienta y el perejil. Tapar y cocinar por otros 30 minutos a fuego lento. Si desea el estofado más espeso, utilice una pequeña cantidad de maicena mezclada con un poco de caldo frío y vierta sobre la preparación.

## VERDURAS CALIENTES AL CURRY

(Para cuatro personas)

| | |
|---|---|
| 2 | tazas de caldo de verduras (página 95) |
| 1 | cucharadita de cúrcuma |
| 1 | cucharadita de chile en polvo |
| 1 | cucharadita de jengibre molido o jengibre fresco, rallado |
| 1 | cucharadita de cilantro |
| 1 | taza de zanahorias, cortadas en pedacitos |
| 1 | taza de calabacines (zucchini), cortados en trozos |
| 1 | taza de apio cortado en tiras |
| 1 | taza de ejotes, cortados a 3 cm de largo |
| 1 | diente de ajo picado |
| 1 | taza de cebollas cortadas en rodajas finitas |
| 1 | taza de coliflor desmenuzado |
| 1 | taza de pimientos morrones verdes y rojos cortados en pedacitos |
| 1 | taza de champiñones cortados en rodajas |
| 2 | puerros bien lavados y cortados en tiras |
| 1 | taza de cebollines o cebollas verdes, finamente cortadas |
| 450 gr. | de tomates enteros con su jugo (en lata o frasco) |

Llevar el caldo al hervor junto con los condimentos (en una cacerola grande), luego reducir el calor. Añadir las verduras y cocinar a fuego lento hasta que estén casi listas, pero todavía un poco firmes. Agregar los tomates y cebollines o cebollas verdes y cocinar a fuego lento por 10 minutos. Servir con arroz integral, pasta o fideos integrales. Esparcir LGA al servir.

### ARROZ FRITO CON CAMARONES

(Para dos o tres personas)

| | |
|---|---|
| 1 | cucharada de aceite de oliva virgen (prensado en frío) |
| 4 | tazas de arroz integral cocido |
| 6 | dientes de ajo cortados en cúbitos |
| 1 | cucharadita de jengibre molido o jengibre fresco, rallado. |
| 1/4 | de taza de salsa tammari |
| 12 | camarones cocidos, pelados y cortados en filetes delgados |
| 8 | cebollines o cebollas verdes, finamente cortadas. |

Aceitar con una brocha la base y los lados de un wok o sartén para freír, agregar suficiente arroz para cubrir la base.

Freír el arroz por 6 minutos hasta que se dore, reducir el fuego a temperatura mediana y seguir revolviendo constantemente con una espátula. Añadir pequeñas cantidades de agua a medida que el arroz se vaya secando. Incorporar el ajo, la mitad del jengibre y sazonar para darle más sabor. A medida que cada porción de arroz es cocinada, colocarla en una charola para hornear. Repetir el proceso hasta que todo el arroz esté frito. Combinar el arroz con los langostinos y los cebollines, revolver, calentar y después servir.

### CAZUELA DORADA

(Para tres o cuatro personas)

| | |
|---|---|
| 1 | calabaza pequeña (aproximadamente 500gr.) pelada y cortada en trozos. |
| 500 gr. | zanahorias, peladas y cortadas en rodajas. |
| 2 | cucharadas de aceite de oliva virgen (prensado en frío) |
| 3 | dientes de ajo, cortados en cubitos |
| 3 | cebollas picadas |
| 1/3 | taza de salsa tammari |
| 1 | cucharadita de orégano seco |
| 1 | cucharadita de albahaca seca |
| 1 | cucharadita de paprika |
| 2 | tallos de apio picados |
| 5 | cucharadas de LGA (página 126) y un poco más para esparcir |
| 1/2 | taza de maní crudo, machacados |

Calentar el horno a 180 grados C (350 grados F).

Combinar la calabaza, las zanahorias con tres tazas de agua y cocinar a fuego lento a temperatura mediana por 20 minutos hasta que esté suave. Escurrir, conservando el líquido para el caldo.

Hacer un puré con la calabaza y las zanahorias hasta que esté homogéneo. Calentar el aceite en la sartén y agregar el ajo, la cebolla, condimentos y el apio y cocinar por 7 minutos hasta que estén suaves. Agregar a esta mezcla calabaza y zanahorias y mezclar bien.

Añadir LGA y los manís triturados.

Poner la mezcla en una charola para hornear grande (20 cm. x 30 cm). Cubrir con una capa delgada la parte superior de la mezcla con aceite (utilizar una brocha) y esparcir LGA.

Hornear de 30 a 40 minutos.

## BUÑUELOS DE MAÍZ

(Para cuatro personas)
4       elotes grandes
2       huevos (separar las yemas de las claras)
2       cucharadas de harina común
Pizca de sal
Pimienta negra recién molida
Aceite de oliva virgen (prensado en frió)

Desgranar 2 elotes y colocar los granos en un tazón de tamaño mediano. Con un cuchillo pesado raspar las mazorcas sobre el tazón para extraer el jugo. Desgranar el resto de los elotes (con la parte filosa del cuchillo corte los granos hasta la mitad después con la parte sin filo desprenda la parte de los granos que queda en la mazorca). Mezclar la pulpa y jugos de la parte raspada y rallada con los granos.
Batir las yemas de huevo en un tazón grande hasta que se levanten. Añadir la harina, la sal y la pimienta, y echar todo en el maíz. En otro tazón grande, batir las claras de huevo a punto de nieve y luego transferirlas a la mezcla del maíz.
Calentar una sartén pesada para freír a fuego mediano y aceitar con una brocha. Dejar caer sobre la sartén 1/4 taza de la mezcla y dejar cocinar de 30 a 45 segundos de cada lado. Transferir los buñuelos cocinados a una plato para servir y mantenerlos tibios en el horno a baja temperatura mientras se cocinan los demás buñuelos.

## SALSA DE POLLO PICANTE Y PASTA

(Para seis personas)
1 Kg.   de pechugas de pollo de granja (pollo de corral, campero) sin piel, deshuesadas y molidos
1       cebolla grande cortada en cubos
1       diente de ajo picado
2       tallos de apio cortados
1       pimiento morrón, finamente picado
5       cucharadas de pasta de tomate
1       cucharada de orégano seco
1       cucharada de albahaca seca
1       cucharada de pasta de chile (sambal olek)
2       cucharadas de aceite de oliva virgen (prensado en frío)
3       tazas de agua purificada
440 gr  de tomates enlatados al natural

Aceitar con una brocha la base y los lados de la cacerola y calentar. Incorporar la carne del pollo molido y dorarlo.
Luego agregar todos los demás ingredientes y cocinar a fuego lento por 1 o 2 horas.
Cuando la mezcla se reduzca, poner más agua.
Servir con pasta integral.

## CHULETAS DE SALMÓN ASADAS

Con una brocha aceitar ligeramente las chuletas de salmón con aceite de oliva y esparcir eneldo fresco con jugo de limón.
Colocar en la parrilla por aproximadamente 4 minutos de cada lado.
Servir con verduras o ensalada de su elección.

## LENTEJAS ROJAS CON ALCACHOFAS

(Para cuatro personas)

| | |
|---|---|
| 300 gr. | lentejas rojas |
| 4 | cucharadas de aceite de oliva virgen (prensado en frío) |
| 2 | cebollas rojas medianas, cortadas en rodajas |
| 2 | dientes de ajo picados |
| 1 | cucharada de alcaparras, finamente picadas |
| 2 | cucharadas colmadas de perejil, finamente picado |
| 2 | cucharadas colmadas de cebollino, finamente picado |
| 1/2 | taza de agua |
| 1/4 | taza de pasta de tomate |
| 1 | cucharada de vinagre de vino tinto |
| 1 | cucharada de miel. |
| 800 gr. | de mitades de alcachofas escurridas |
| 400 gr. | de tomates frescos cortados |

Colocar las lentejas en una cacerola grande con agua hirviendo. Hervir por 8 minutos sin tapar la cacerola hasta que estén tiernas. Luego enjuagar y escurrir bien. Calentar la mitad del aceite en un wok. Agregar las cebollas y el ajo y cocinar revolviendo constantemente a fuego lento hasta que esté tierno. Incorporar el resto del aceite, las alcachofas, las alcaparras, los tomates, el perejil y los cebollinos y remover hasta que esté caliente. Agregar las lentejas y los demás ingredientes y revolver hasta que esté muy caliente.
Este plato es sabroso con un bol de arroz integral cubierto con LGA o cualquier pescado asado.

## KEBABS RATATOUILLE

(Para tres o cuatro personas)

| | |
|---|---|
| 4 | cucharadas de aceite de oliva virgen (prensado en frío) |
| 1 | diente de ajo picado |
| 1 | cucharada de pasta de tomate |
| 6 | calabacines (zucchini) cortado en trozos |
| 12 | cebollitas chicas cortadas por la mitad |
| 24 | champiñones limpios y sin el tallo |
| 2 | morrones rojos asados y pelados (página 93) |
| 2 | morrones verdes asados y pelados (página 93) |
| 12 | tomates cherry rojos |
| 12 | tomates cherry amarillos |

Mezclar el aceite de oliva, el ajo y la pasta de tomate hasta que esté suave. Con un pincel poner esta mezcla en las verduras después de haberlas puesto en las brochetas. Luego asarlas o cocinarlas sobre la plancha.

## PIZZA PITA

(Para una o dos personas)
| | |
|---|---|
| 1 | pan de pita grande |
| 2 | cucharadas de pasta de tomate |

Verduras (ver abajo)
Mariscos a su elección (opcional)

Calentar el horno a 200 grados C (400 grados F).
Cortar finamente cebollas, champiñones, pimientos morrones, tomates, papas precocidas (rodajas de papas precocidas al vapor), zucchini cortados en rodajas y 6 aceitunas.
Untar el pan de pita con pasta de tomate y agregar todos los ingredientes enumerados anteriormente. Untar un poco más de la pasta de tomate sobre los ingredientes y hornear de 10 a 15 minutos. Si a usted le gustan los mariscos, puede agregar mariscos precocidos como camarones, carne de cangrejos, escalopas o pulpo.
Servir con ensalada fresca.

## PAN DE SALMÓN Y ALBAHACA

(Para cuatro o seis personas)
| | |
|---|---|
| 800 gr. | de salmón rojo (dos latas), escurrido |
| 1/2 | taza de pan integral en migajas |
| 5 | cucharadas de LGA (página 126) |
| 5 | cucharadas de pasta de tomate |
| 2 | tallos de apio, finamente cortados |
| 1 | cebolla finamente cortada |
| 1 | cucharada colmada de albahaca fresca, finamente cortada |
| 1 | cucharada colmada de cebollinos frescos, bien picados. |
| 3 | huevos de granja batidos. |
| 1 | diente de ajo picado (opcional, pero recuerde que el ajo limpia el hígado) |

Calentar el horno a 180 grados C (350 grados F).
Mezclar todos los ingredientes.
Aceitar con una brocha la base y los lados de un molde de metal (usar aceite de oliva virgen prensado en frío) y llenarlo con la mezcla fría.
Refrigerar por 1 hora. Luego sacar del molde y poner la preparación en una charola para hornear y humedeces con un poco más de aceite. Hornear por 40 minutos.
Servirlo caliente o frío con verduras o ensalada de su elección.

## RÓBALO (PERCA) A LA PARRILLA CON HINOJO

Con una brocha, aceitar la base y los lados de una charola para hornear con aceite de oliva virgen. Colocar ramas de hinojo fresco con 1 cebolla cortada en la charola.
Con una brocha poner una capa delgada de aceite a los filetes de pescado y colocar encima del hinojo. Asar y servir con jugo de limón fresco recién exprimido y verduras o ensalada a su gusto.

## PASTA FABULOSA DE ATÚN Y TOMATE

(Para cuatro personas)
1         cucharada de aceite de oliva virgen (prensado en frío)
8         dientes de ajo picados
1         cebolla picada
2         cucharadas de pasta de tomate
2         cucharadas de albahaca fresca cortada
2         filetes medianos de atún
800 gr.  de tomate enlatado y su jugo
Pizca de chile picante (opcional)
500 gr.  de pasta penne

Calentar aceite en una cacerola antiadherente. Saltear 4 de los dientes de ajo y las cebollas por algunos minutos. Añadir los tomates, la pasta de tomate, la sal, la pimienta y la albahaca y revolver todo junto. Tapar y cocinar a fuego lento por 20 minutos y revolver para que no se pegue.
Agregar un poco de agua si está muy seco. Retirar y dejar a un lado.
En una cacerola grande de base pesada o en un wok grande, cocinar el resto del ajo con un poquito de aceite por 2 minutos. Incorporar el atún y cocinarlo por 3 minutos de cada lado. Luego separar la carne del atún en pedacitos con un tenedor.
Agregar la salsa y el chile (si usted desea) y cocinar por aproximadamente 5 minutos a fuego mediano.
Cocinar la pasta hasta que este al dente y verter la salsa encima de éstos.
Servir con ensalada o pan crujiente.

## PESCADO COCIDO AL VAPOR CON JENGIBRE Y CEBOLLINES

(Para cuatro personas)
500 gr.  de filete de pescado (róbalo, perca, lobina, perca)
6         cebollines o cebollas verdes
4 cm.    de raíz de jengibre fresco, pelado
1/2      taza de ramitas frescas de cilantro
2         cucharadas de salsa de soya (baja en sal)
2         cucharadas de aceite de oliva virgen (prensado en frío)
1         limón exprimido y 1 lima exprimida

Lavar, filetear y cortar el pescado en trozos de 4 cm. cada uno y poner en un plato.
Luego colocar el plato en una olla a vapor.
Un colador grande de bambú o una rejilla metálica en la base de un wok con una tapa, también son muy efectivos.
Cortar en rodajas finitas los cebollines o cebollas verdes y el jengibre, esparcir la mitad de ambos sobre el pescado reservando el resto para guarnecer. Tapar bien y cocinar suavemente a fuego moderado por 5 minutos o hasta que la carne del pescado esté blanca.
Poner el pescado en un plato, agregar el resto del jengibre y de los cebollines o cebollitas verdes y el cilantro. Rociar con salsa de soja.
Batir el aceite, el jugo de limón y el jugo de lima. Verter sobre el pescado antes servir.

## POLLO Y ALMENDRAS

(Para tres o cuatro personas)

| | |
|---|---|
| 1 | taza de ejotes, picados |
| 2 | cucharadas de aceite de oliva virgen (prensado en frío) |
| 1/2 | taza de apio picado |
| 1/2 | taza de morrones rojos cortados |
| 1/2 | taza de almendras sin piel o blanqueadas |
| 1/2 | taza de cebollas cortadas en cuadrados |
| 500 gr. | de pollo de granja (pollo de corral) sin piel, deshuesado |
| 1 | diente de ajo picado |
| 1 | cucharada colmada de raíz de jengibre fresca, cortada en cúbitos. |
| 1/2 | taza de champiñones frescos, cortados en rodajas |
| 2-3 | tazas de caldo de gallina (página 96) |
| 2 | cucharadas de maicena |
| 3 | cucharadas de salsa de soya (baja en sal) |
| 1 | cebollín o cebolla verde picada |
| 10 | ramitas de cilantro fresco |
| 1/4 | taza de hojas de albahaca picadas. |

Cocer al vapor los ejotes primero, luego añadir el apio y por último el pimiento morrón por unos minutos. Retirar y dejar a un lado.

Calentar el aceite y freír las almendras hasta que estén doradas. Sacar del aceite y colocar en papel absorbente de cocina.

Saltear la cebolla en la misma sartén por 2 minutos, luego agregar las piezas de pollo y saltear por 2 minutos.

Añadir el ajo, el jengibre, los hongos, revolver y saltear por 2 minutos si la mezcla se pone muy seca, agregar agua.

Incorporar una pequeña taza de caldo de gallina y cocinar por 10 minutos.

Licuar la maicena con el resto del caldo, echar en la cacerola y revolver lentamente.

Llevar a hervor y cocinar por 3 minutos mientras está revolviendo.

Agregar las verduras cocidas al vapor, la salsa de soya, el cebollín y las hierbas frescas.

## PIMIENTOS RELLENOS

(Para cuatro personas)
4        pimientos morrones verdes grandes
**Relleno:**
4        cebollines o cebollas verdes, finamente picadas
125 gr.  atún enlatado en salmuera, escurrido.
5        cucharadas de arroz cocido
2        cucharadas de LGA (página 126)
Pimienta negra recién molida y una pizca de sal.

**Salsa:**
4        tomates, cortados
4        dientes de ajo picados
1        cucharada de harina común
1/4     cucharadita de chile en polvo (opcional)  .
2        cucharaditas de cilantro seco
1        cucharadita de comino molido

Calentar el horno a 180 grados C (350 grados F). Lavar los pimientos morrones y cortar la parte superior a modo de tapa y dejarlas a un  lado.
Sacar las semillas. Mezclar el relleno e incorporarlos dentro de los pimientos morrones. Colocarles las tapitas encima.
Con una brocha, aceitar ligeramente la base y los lados de una charola para hornear con aceite de oliva virgen  y agregar una cucharada de agua. Poner los pimientos en la charola para hornear hasta que estén tiernos por aproximadamente 45 minutos.
Licuar todos los ingredientes para la salsa.
Calentar y servir con los pimientos rellenos.

## VERDURAS salteadas SIN ACEITE

(Para cuatro personas)
1        taza de caldo de verduras (página 95) o caldo natural enlatado Campbell's.
2        cucharaditas de salsa de ostras (sin glutamato monosódico) o salsa de soya
1        cucharadita de chile en polvo (opcional)
2        dientes de ajo
8        tazas de verduras mezcladas como coliflor, repollo, elote, calabacitas, pimientos morrones verdes y rojos, brócoli, calabacines (zucchini), papas, zanahorias, champiñones, chícharos, cebollas etc.

Colocar 3 cucharadas de caldo en un wok grande y calentar.
Saltear las verduras (siempre removiéndolas) hasta que sus colores se intensifiquen.
Agregar el resto del caldo, el chile en polvo, la salsa de ostras o la salsa de soya y el ajo.
Seguir friendo hasta que la temperatura sea uniforme en todos los ingredientes.
Puede acompañarlo con un tazón de arroz integral esparcido con LGA (página 126).

## RATATOUILLE DE VERDURAS

(Para cuatro personas)
| | |
|---|---|
| 3 | tazas de caldo de verduras (página 95) |
| 3 | cucharadas de salsa de soja |
| 2 | cebollas cortadas en rodajas |
| 2 | zanahorias cortadas en tiras |
| 4 | papas cortadas en rodajas finitas |
| 4 | calabacines (zucchini) cortados en rodajas finitas |
| 1 | pimiento morrón verde, cortado en rodajas finitas |
| 1 | pimiento rojo, cortado en rodajas finitas |
| 1 | berenjena cortada en rodajas finitas |
| 440 gr. | de tomates pelados enlatados |
| 8 | aceitunas negras |
| 1/4 | manojo de albahaca fresca, finamente picada |
| 1/2 | taza de perejil fresco, finamente picado |
| 1 | cucharadita de hierbas mezcladas secas |
| 8 | hojas de laurel |

Pimienta negra recién molida
Sal marina.

Calentar el horno a 180 grados C (350 grados F)
Poner un poco de caldo o jugo V8 en una cacerola, con la salsa de soya.
Colocar las verduras en capas dentro de la cacerola y entre las capas poner las hierbas, la pimienta y la sal.
Agregar el caldo a medida que va haciendo las capas de verduras.
Meter las hojas de laurel en los lados de la cacerola y taparla.
Cocinar al horno por 1 1/2 hora.
Servir con arroz integral o pasta integral, esparcir con LGA y acompañar con una ensalada fresca. Retirar las hojas de laurel antes de servir.

## POLLO PARAÍSO DE KAYE BELL

| | |
|---|---|
| 2 | cebollas finamente picadas |
| 1 | cucharadita de aceite de oliva virgen (prensado en frío) |
| 1 | taza de caldo de gallina o pollo (página 96) |
| 500 gr. | pechuga de pollo de granja deshuesado y sin piel cortado en trozos. |
| 800 gr. | tomates pelados (2 latas) |
| 1 | cucharada colmada de albahaca fresca, picada |
| 2 | dientes de ajo picado |
| 1 | hoja de laurel |
| 1 | cucharadita de orégano seco |
| | cucharada de pasta de tomate |

Pimienta negra recién molida
Sal marina

Saltear las cebollas en el aceite de oliva y el caldo de gallina. Luego añadir los trocitos de pollo. Cocinar por 10 minutos.
Agregar los tomates, albahaca, ajo, laurel, orégano y demás condimentos, luego la pasta de tomate. Cocinar a fuego lento por 30 minutos.
Servir caliente con ensalada fresca o alguna de nuestras ensaladas en la DLH.

## ALFORFÓN Y VERDURAS

(Para tres o cuatro personas)

| | |
|---|---|
| 2 | cucharadas de aceite de oliva virgen (prensado en frío) |
| 1 | cebolla mediana finamente picada |
| 1 1/2 | tazas de alforfón (trigo sarraceno) tostado (de almacén naturista) |
| 1 | cucharadita de comino molido |
| 1 | cucharadita de cúrcuma |
| 1 | zanahoria mediana, cortada en cuadraditos |
| 1 | tallos de apio picado |
| 1 | pimiento morrón verde, finamente picado |
| 1 | taza de repollo rallado |
| 2 | dientes de ajo picado |
| 2 | cucharadas de salsa de soya (baja en sal) (opcional) |
| 2 1/2 | tazas de agua |

Pimienta negra recién molida
Sal marina

Calentar el aceite en una sartén grande y saltear las cebollas, el alforfón (trigo sarraceno) y los condimentos mientras sigue revolviendo. Incorporar todas las verduras. Sazonar con sal y pimienta negra.

Mezclar con el ajo (siempre revolviendo), llevar a hervor y reducir el fuego. Agregar la salsa de soya para darle más sabor. Tapar y cocinar de 20 a 25 minutos.

## BAKMI GORENG

(Para cuatro personas)
(Los trozos de pollo que hayan quedado para hacer el caldo pueden ser usados en esta receta)

| | |
|---|---|
| 2 | cucharadas de cebollines o cebollas verdes |
| 1 | tomate grande picado |
| 1 | diente de ajo picado |
| 1 | cucharada colmada de raíz de jengibre fresca, pelada y cortada |
| 10 | ramitas de cilantro frescas |
| 1/4 | taza de hojas albahaca frescas, picadas |
| 4 | mitades de pechugas de pollo de granja cocida deshuesada y sin piel, cortar en trocitos |
| 3-4 | cucharadas de aceite de oliva virgen prensado en frío |
| 1 | zanahoria cortada en tiras |
| 1 | tallo de apio picado |
| 1/4 | de repollo chino rallado |
| 1/2 | pimiento morrón verde cortado en tiritas |
| 1 | taza de caldo de gallina (página 96) |

500 gr. fideos japoneses hudon finitos y cocidos
Pimienta negra recién molida
Sal marina

Combinar los cebollines, tomate, ajo, jengibre, sal y pimienta, cilantro y albahaca con los trocitos de pollo y el aceite (o el caldo), saltear por 2 o 3 minutos. Incorporar la zanahoria, apio, repollo y el morrón y saltear por unos minutos.

Agregar el caldo de gallina a la mezcla con los fideos hudon precocidos.

Reducir el calor y cocinar a fuego lento por 5 minutos agregando más caldo de gallina si la mezcla está muy espesa.

## VERDURAS SALTEADAS CON SALSA TAHINI

| | |
|---|---|
| 1 | cebolla finamente picada |
| 1-2 | cucharadas de aceite de oliva virgen (prensado en frío) |
| 1 | diente de ajo machacado |
| 2 | cucharadas de salsa de soya (baja en sal) |
| Jugo de 1/2 lima | |
| 1 | cucharada colmada de raíz de jengibre fresco, picado. |
| 1 | zanahoria cortada en tiras |
| 1/2 | chícharos chinos (quitar las puntas) |
| 1/2 | manojo de brócoli |
| 4 | cebollines o cebollas verdes |
| 225 gr. | de elotes chinos enlatados |
| 1/2 | taza de brotes frescos de garbanzos verdes (loctao o frijol chino) |
| 1 | tallos de apio, finamente cortados |
| 1/2 | repollo chino rallado |
| 1/2 | pimiento morrón rojo, finamente cortado |
| 1 | calabacín (zuchini) cortado en rodajas muy finas. |
| 2 | cucharadas de salsa de chile (opcional) |
| 2 | cucharadas de salsa de pescado (libre de glutamato monosódico) (opcional) |
| 1 | manojo de espinacas, finamente cortadas |
| 1/2 | manojo de cilantro fresco |

Saltear la cebolla en el aceite, luego agregar la salsa de soya, el ajo, jengibre y el jugo de lima. Incorporar las verduras, excepto las espinacas, empezando por las zanahorias. Luego añadir la salsa de chile y la salsa de pescado. Freír ligeramente a temperatura baja. Agregar la espinaca, luego el cilantro picado y cocinar por 5 minutos. Servir con salsa tahini (página 95).

## ARROZ SILVESTRE CON CREMA DE ESPINACA

(Para tres o cuatro personas)

| | |
|---|---|
| 1 | taza de arroz integral de grano largo sin cocer |
| 2 | tazas de caldo de verduras (página 95) |
| 1 | cucharada de aceite de oliva virgen (prensado en frío) |
| 1/2 | taza de arroz silvestre cocinado |
| 1/2 | taza de cebollas cortadas |
| 1 | taza de apio cortado en rodajas |
| 1 | taza de champiñones cortados en rodajas |
| 2 | cucharaditas de tomillo fresco picado |
| 1 | taza de espinacas cortadas |
| 1/2 | taza de leche de soya |
| 1 | pizca de sal marina |

Cocinar el arroz integral de grano largo en el caldo y luego colarlo.
Calentar el aceite y saltear los dos tipos de arroz con la cebolla, apio, champiñones y tomillo hasta que la cebolla esté transparente.
Combinar la espinaca, leche de soya y la sal en una procesadora (o licuadora) y hacer un puré. Verter esta mezcla sobre la mezcla de arroz y servir con ensalada fresca.

## CHAMPIÑONES SILVESTRES Y RAGOUT DE CASTAÑAS

(Para doce personas, si desea reducir a la mitad utilice la mitad de la cantidad
establecida por ingrediente)

| | |
|---|---|
| 2 | tazas de castañas secas |
| 55 gr. | de champiñones de campo, secos |
| 1 | puerro grande lavado y finamente picado |
| 3-4 | cucharadas de aceite de oliva virgen (prensado en frío) |
| 500 gr. | de champiñones blancos sin la base y finamente rebanados |
| 1 Kg. | de cremini u otras setas de campo frescos, sin la base y cortados en cubos |
| 1 Kg. | de hongos Portobello sin tallo y cortados en cubos |
| 1 | taza de caldo de verduras (página 95) |
| 6 | dientes de ajo asados (instrucciones en esta misma página) |
| 1 | cucharadita de romero seco |

Pimienta negra recién molida
Sal marina
Perejil de hojas planas picado para guarnecer

Colocar las castañas en un tazón cubiertas con agua y dejar remojar toda la noche
Escurrirlas y ponerlas en una cacerola mediana. Agregar 4 tazas de agua fría, llevar a
hervor, reducir el calor y cocinar a fuego lento por 1 hora hasta que las castañas estén
tiernas. Colarlas, picarlas grueso y dejar a un lado. Poner los champiñones de campo
secos en un tazón y cubrir con agua tibia.
Remojar por 30 minutos hasta que estén suaves. Exprimir los champiñones de campo
hasta sacarles todo el líquido y cortarlos hasta completar 1 1/2 taza. Guardar el líquido.
Saltear el puerro en aceite por 5 minutos, revolver con los champiñones blancos y
cocinar por 8 minutos. Agregar los champiñones de campo cortados (u otras setas secas)
y cocinar con calor bajo por 10 minutos. Añadir los champiñones cremini y portobello
y cocinar por 10 minutos revolviendo constantemente para que no se quemen. Cocinar
hasta que los champiñones estén tiernos.
Incorporar el caldo de verduras a la olla y cocinar por 5 minutos.
Mezclar el ajo asado con el tomillo y 1 taza del líquido de los champiñones de campo.
Agregar las castañas cocinadas y seguir revolviendo añadiendo más líquido de los
champiñones de campo si es necesario para que la mezcla se mantenga blanda.
Sazonar con sal y pimienta. Servir caliente y esparcir con ramitas de perejil.
Este ragout puede ser enfriado y refrigerado en un recipiente hermético por dos días.
Recalentar el ragout en una olla con tapa hasta que esté caliente. Este plato de
champiñones es bueno con arroz integral o pasta.
Si tiene problemas en conseguir los diferentes tipos de champiñones haga su propia
versión de este plato con los champiñones que encuentre disponibles.

**Para asar los ajos:** Calentar el horno a 200 grados C (400 grados F). Pasar aceite de
oliva a los dientes de ajo sin pelar y envolver en papel para horno. Hornear por 45
minutos hasta que los ajos estén blandos. Cuando se enfríen, apretar los dientes de ajo
asados descartar la cáscara y dejar los ajos sin cáscara a un lado.

## ARROZ FRITO CON HUEVOS Y VERDURAS

(Para cuatro personas)

| | |
|---|---|
| 1 | taza de chícharos |
| 1/2 | pimiento morrón rojo, cortado en tiritas finas y largas |
| 1/2 | taza de brócoli cortado en pedacitos finos |
| 1/2 | taza de repollo chino rallado |
| 2 | cucharadas de aceite de oliva |
| 4 | cebollines o cebollas verdes |
| 1 | diente de ajo picado |
| 10 | ramitas de cilantro fresco |
| 1/4 | taza de hojas de albahaca frescas |
| 3 | cucharadas de salsa de soya (baja en sal) |
| 1 | cucharada de salsa de chile |
| 1 | cucharadita de azúcar morena |
| 4 | tazas de arroz cocido frío |
| 2 | huevos de granja batidos |
| 1/2 | taza de brotes de garbanzo verde (frijol chino) |
| 1 | tallo de apio picado |

Cocer ligeramente al vapor los chícharos, luego el pimiento morrón, el brócoli y el repollo (no más de 5 minutos).

Saltear los cebollines en el aceite.

Luego agregar el ajo, cilantro, albahaca, salsa de soya, salsa de chile y azúcar y saltear por otros 3 minutos.

Incorporar el arroz precocido y los huevos batidos y mezclarlos bien.

Por último añadir los brotes y el apio removiendo constantemente hasta que todo se caliente.

Servir con ensalada fresca.

# Postres

### SENSACIONAL ENSALADA DE FRUTA DE VERANO

Pelar, sacar las semillas, los tacos y cortar en trozos las siguientes frutas: 1/2 melón, 1/2 piña, 4 mangos maduros, 3 bananas, 8 frutas de kiwi, 4 granadillas (passion fruit) y 1 taza de fresas. Cubrir con jugo de limón para prevenir que la fruta se oxide. Verter 2 tazas de zumo de naranjas fresco recién exprimido sobre la fruta y servir. Se puede servir con helado de soya o sorbete de frutas. Otra opción es servirlo con nuestra Crema de frutas y nueces (página 126). Refrigerar antes de servir. Como esta ensalada de frutas es enorme, se pueden usar diferentes variaciones y reducir las cantidades según el número de personas. Su hígado va a amar esta ensalada porque es rica en vitamina C, la más importante para desintoxicar este órgano.

### MOUSSE DE PLÁTANO

(Para seis personas)

| | |
|---|---|
| 3 | plátanos maduros, congelados y peladas |
| 1/4 | taza de jugo de limón |
| 3 | tazas de lache de soya con vainilla, refrigerada |
| 2 | cucharadita de extracto de vainilla |
| 2 | cucharadas de gelatina granulada o 5 cucharaditas de agar agar en pequeñas laminitas o escamas |
| 1/4 | taza de agua hirviendo |
| 3 | claras de huevo (solo use huevos que han sido refrigerados) |
| 1 | cucharadita de nuez moscada molida |

LGA para esparcir
Algunas ramitas de menta fresca

**Si usa las hojuelas de agar agar, viértalas en el agua hirviendo y continúe calentado a fuego lento hasta que se disuelvan. Mezclar en forma envolvente con la mezcla de plátano.**

Hacer un puré con los plátanos helados y el jugo de limón. Batir la leche y el extracto de vainilla hasta que esté espeso y cremoso y mezclar en forma envolvente con la mezcla de plátano.
Incorporar la gelatina en el agua hirviendo. Luego mezclar en forma envolvente en la mezcla de plátano.
Batir las claras a punto de nieve, agregar la nuez moscada y mezclar con la mezcla de plátano. Verter en pequeños tazones individuales, esparcir LGA (página 126) y guarnecer con las ramitas de menta fresca.

## MANZANAS ASADAS CON CÁSCARA

(Para seis personas)

| | |
|---|---|
| 6 | manzanas verdes grandes (Granny Smith) |
| 1 | cucharita de nuez moscada molida |
| 1 | cucharita de canela molida |
| 1 | cucharadita de raíz fresca de jengibre rallado |
| 5 | cucharadas de pasas de uva sin semillas |
| 6 | dátiles |
| 1 | taza de jugo de manzana |

Calentar el horno a 180 grados C (350 grados F).
Sacar el centro de las manzanas cuidando de no perforar la base. Mezclar las especias, las pasas, los dátiles y rellenar la cavidad de cada manzana con esta mezcla. Colocar las manzanas en una fuente para horno con el jugo de manzana y hornear por 30 minutos.
Verter el jugo sobre las manzanas antes de servir.

## COMBO DE CEREZAS Y DURAZNOS

| | |
|---|---|
| 1kg. | de duraznos frescos, cortados en rodajas |
| 1 | cucharada de miel |
| 2 | tazas de agua purificada |
| 1 Kg. | de cerezas negras grandes, descarozadas |

Agregar el agua, la miel, los duraznos preparados y las cerezas en una cacerola grande. Cocinar a fuego lento hasta que las frutas estén blandas. Agregar algo más de miel para cocinar con las frutas.

## ENSALADA DE FRUTAS VERDES DEL GOURMET.

| | |
|---|---|
| 1 | taza de jugo de manzana |
| 2 | pedazos de canela en rama |
| 2 | clavos de olor |
| 1 | melón honeydew maduro, pelado |
| 6 | frutas de kiwi peladas |
| 2 | manzanas verdes peladas |
| 1/4 | taza de jugo de limón |
| 1 | manojo de uvas verdes (unas 20) sin semillas |

Ralladura de 1 limón

Combinar el jugo de manzana, la canela, la ralladura de limón y el clavo de olor en una pequeña cacerola y cocinar a fuego lento por 10 minutos.
Retirar del fuego, dejar que se enfríe y poner en el refrigerador para enfriar más.
Mientras, cortar el melón y el kiwi en rodajas. Cortar las manzanas en rodajitas muy finas y agregar el jugo de limón y revolver.
Colocar todas las frutas en un tazón de vidrio grande.
Retirar las ramitas de canela y el clavo de olor de la mezcla del jugo, luego verter esta mezcla en la fruta.
Poner el tazón en el refrigerador para enfriar más.

## PERAS ENTERAS EN ZUMO DE UVAS

(Para seis personas)
| | |
|---|---|
| 1 | taza de jugo de uvas moradas |
| 1/2 | cucharadita de nuez moscada molida |
| 1/4 | cucharadita de canela molida |
| 6 | clavos de olor |
| 6 | peras medianas |
| 2 | cucharaditas de maranta (arrurruz) |

Jugo y ralladura de 1 naranja
Ramitas de menta para guarnecer

Mezclar el jugo de uvas, de naranja y las especias. Pelar las peras y dejarlas enteras con su tallito. Colocarlas en una cacerola con el líquido, agregar la ralladura de naranja y cocinar a fuego lento por 30 minutos o hasta que las peras estén tiernas mojando dos o tres veces con el jugo. Mezclar la maranta con un poquito de agua y verter dentro de la mezcla, revolviendo hasta que se espese.
Colocar las peras en un plato y con una cuchara verter el jugo sobre ellas.
Guarnecer con la menta. Si usted desea puede servirlo con un sorbete de frutas.

## MAGIA DE MELONES

Con una cuchara para servir helado forme esferas con los siguientes ingredientes:
1 melón maduro, 1 melón verde (honeydew) maduro, 1 sandía madura.
Rellenar la cáscara de la sandía vacía con todas las diferentes esferas de melones que usted haya formado y refrigerar antes de servir.
Puede acompañarlo con sorbetes de frutas o con nuestra crema de frutas y nueces (página 126).

## CREMA DE NUECES

| | |
|---|---|
| 1/2 | taza de nueces macademia |
| 1/2 | taza de almendras |
| 1/2 | taza de castañas (anarcado) |
| 1/2 | taza de semillas de girasol |
| 1/2 | taza de semillas de ajonjolí |
| 1/2 | taza de maicena |
| 1 | taza de leche de soya con vainilla |
| 1 | cucharadita de aceite de oliva virgen (prensado en frío) |
| 2 | cucharaditas de extracto de vainilla |

Poner todas las nueces y semillas en un molinillo de café y triturarlas. Luego transferir todos los ingredientes en una licuadora y licuar con alta velocidad hasta que esté uniforme. Poner esta preparación en vasitos de vidrio para postre individuales y dejarlos en el congelador. Cuando la mixtura esté congelada, servir como un helado y cortarlo en rodajas.

## PANQUEQUES ESTILO COLONIAL (ESCONES CHATOS)

| | |
|---|---|
| 1 | taza de harina integral para hot cakes |
| 2 | claras de huevos de granja ligeramente batidos |
| 3/4 | taza de leche de soya sin azúcar |
| 1 | cucharadita de vinagre |

Tamizar la harina en un tazón para mezclar
Agregar las claras de huevo, la leche y el vinagre.
Revolver la mixtura hasta que los ingredientes estén bien combinados, luego batir
hasta que esté uniforme. Calentar una sartén pequeña antiadherente para freír y de base
pesada. Con un pincel aceitar ligeramente la base. Luego, verter algunas cucharadas
de la preparación. Cocinar hasta que en la parte superior salgan burbujas. Luego darles
vuelta y cocinar de ese lado hasta que esté dorado. Servirlos calientes o fríos con salsa
de manzana o miel y espolvorear con LGA (página 126). Puede servirlos con crema de
frutas y nueces (página 126) o con un sorbete de frutas.

### ENSALADA DE FRUTA SECA

| | |
|---|---|
| 12 | ciruelas sin taco |
| 12 | albaricoques secos |
| 12 | higos secos |
| 1/2 | taza de uvas sin semillas |
| 12 | duraznos o manzanas secas |
| 4 | tazas de agua pura |
| 4 | cucharadas de jugo de naranja |
| 4 | cucharadas de agua de rosa (opcional) |
| 1/2 | taza de piñones (o almendras, o nueces de pecana o mezcladas) |

Colocar las frutas secas en un tazón con agua purificada, cubrir con un trapo o repasador
y dejar toda la noche, luego enfriar en el refrigerador. Quitar el exceso de agua.
Antes de servir revolver con el jugo de naranjas, el agua de rosas y las nueces.

### PASTEL DE COUSCOUS CON BAYAS

| | |
|---|---|
| 2 | tazas de fresas, zarzamoras o arándanos azules |
| 6 | tazas de zumo de manzanas |
| 1 | cucharada de extracto de vainilla |
| 3 | tazas de cuscus (couscous) |

 Lavar las fresas, zarzamoras o arándanos azules (moras) con agua fría y ponerlas a secar
sobre un papel absorbente de cocina. Colocar el jugo de manzanas, la vainilla y el cuscus
en una cacerola grande y llevar a hervor revolviendo constantemente hasta que el cuscus
haya absorbido todos los jugos y esté espeso. Con cuidado echar esta preparación en
las bayas mientras la mezcla está caliente. Enjuagar con agua una charola para hornear
(aproximadamente 25 x 35 cm.) y dejar sin secar. Transferir inmediatamente la mezcla a
la charola, colocarla en el refrigerador por aproximadamente 3 horas, para que se enfríe
bien.

## CREMA DE ARROZ

(Para cuatro personas)
| | |
|---|---|
| 1⁄2 | taza de arroz |
| 2 1⁄2 | taza de leche de soya con vainilla |
| 1 | huevo batido |
| 2 | cucharadas de miel |
| 2 | cucharadas de ralladura de limón |
| 1 | cucharada de nuez moscada rallada |

Calentar el horno a 180 grados C (350 oF). Remojar el arroz y la leche de soya por una hora en un refractario (recipiente para hornear). Incorporar la miel, huevos y la ralladura de limón. Espolvorear de nuez moscada rallada y hornear por 2 1⁄2 horas.

## ENSALADA DE CÍTRICOS

| | |
|---|---|
| 3 | naranjas peladas |
| 1 | toronja rosa sin cáscara |
| 6 | mandarinas naranjas peladas |
| 1 | piña pequeña pelada |
| 1 | taza de jugo de naranja recién exprimido |

Hojas de menta frescas picadas para guarnecer

Separar los cítricos en gajos removiendo la parte blanca. Poner en un tazón quitar la parte central de la piña, cortar en cubitos y agregarla al tazón de cítricos y mezclar. Añadir el jugo de naranjas y guarnecer con la menta.

## PASTEL DE PLÁTANO

| | |
|---|---|
| 1 1⁄4 | tazas de plátanos maduros machacados |
| 1⁄4 | taza de nueces picadas |
| 1⁄4 | taza de aceite de girasol (prensado en frío) |
| 1⁄4 | taza de uvas |
| 3⁄4 | taza de avena |
| 1 | taza de harina integral |
| 1 | cucharadita de extracto de vainilla |

Sal marina

Calentar el horno a 190 grados C (375 oF). Mezclar todos los ingredientes.
La consistencia debe ser blanda y suave.
Aceitar con un pincel la base y los lados de un molde metálico de 500 gr.
Transferir la mezcla del pastel en el molde.
Hornear por 50 minutos o hasta que un pincho o tenedor insertado en el centro de la torta salga limpio.
Dejar enfriar por 15 minutos antes de sacar la torta del molde.

## GUISADO DE MANZANAS CONDIMENTADA

| | |
|---|---|
| 1 | taza de jugo de manzana |
| 8 | manzanas verdes peladas, sin semillas y cortadas en rodajas |
| 5 | cucharadas de jugo de limón fresco |
| 2 | cucharadas de miel |
| 1 | tallo de canela |
| 1/2 | cucharadita de pimienta inglesa molida |
| 1/2 | cucharadita de nuez moscada molida |
| 1/2 | cucharadita de extracto de vainilla |
| 2 | cucharadas colmadas de grosellas secas |
| 6 | clavo de olor |

Colocar el jugo y las rodajas de manzana en una cacerola pesada con todos los demás ingredientes y lentamente llevar a hervor. Luego bajar el fuego y cocinar a fuego lento por 10 minutos hasta que las manzanas estén tiernas.
Quitar los clavos de olor antes de servir. Estas manzanas son deliciosas servidas calientes o frías.

## ENSALADA MUY BUENA DE BAYAS

(Para seis personas)

| | |
|---|---|
| 4 | tazas de fresas. |
| 2 | tazas de frambuesas |
| 2 | tazas de zarzamoras |
| 2 | tazas de arándanos azules (moras) |
| 2 | tazas de frambuesas americanas |
| 1 | taza de jugo de uvas |

Lavar y mezclar con cuidado todas las bayas juntas. Agregar el jugo de uvas y enfriar.
Esta ensalada es muy buena con nuestra Crema de Frutas y Nueces (página 126).

## PANQUEQUES

(Para hacer 12 panqueques)

| | |
|---|---|
| 2 | huevos de granja |
| 2 | tazas de leche de soya sin azúcar |
| 1 1/2 | tazas de harina integral para hot cakes o panqueque |
| 3 | cucharaditas de extracto de vainilla |

Batir los huevos en una taza de leche. Tamizar la mitad de harina, luego agregar el resto de la leche y harina alternando.
Batir muy bien para disolver todos los grumos y añadir el extracto de vainilla.
Dejar descansar la mezcla por 30 minutos. Con un pincel, aceitar ligeramente una panquequera (o sartén para hacer crepas) con aceite de oliva virgen (o usar una sartén antiadherente) y calentar. Cuando la sartén esté caliente verter 1/12 (una doceava parte) parte de la preparación.
Los panqueques están listos para darles vuelta cuando aparecen las burbujas.
Servir con jugo fresco de cítricos y miel o fruta fresca espolvoreada con LGA (página 126) o simplemente cómalos solos.

## MOUSSE DE GRANADILLA Y MELÓN

(Para cuatro personas)
| | |
|---|---|
| 1 | cucharada de gelatina o |
| 2-3 | cucharaditas de laminillas de agar-agar |
| 1/2 | taza de agua caliente |
| 1 | melón verde honeydew pelado, sin semillas y cortado |
| 1/4 | taza de azúcar morena, pura |
| 1/2 | taza de jugo de naranja |

Pulpa de 4 granadillas (passion fruit) muy maduras

Colocar la gelatina en agua calienta y revolver con un tenedor hasta disolverla.
Poner el melón, azúcar, y jugo de naranja en una licuadora y licuar hasta que esté uniforme y espumoso.
Transferir a un tazón grande y añadir la pulpa de la granadilla.
Refrigerar hasta que esté casi listo, luego remover otra vez y dejar nuevamente en el refrigerador.

## CRUMBLE DE MANZANAS A LA NUEZ

| | |
|---|---|
| 6 | manzanas verdes peladas, sin semillas y cortadas en cuartas partes |
| 1 | cucharadita de pimienta inglesa molida |
| 1 | cucharada de miel |
| 2 | cucharadas de agua |
| 1 | cucharada colmada de coco seco |
| 2 | cucharadas colmadas de avena |
| 1 | cucharada colmada de LGA (página 126) |
| 1 | cucharada colmada de harina integral |
| 2 | cucharaditas de azúcar morena |
| 1 | cucharada de yogurt de leche de soya |

Calentar el horno a 180 grados C (350 grados F).
Colocar los 4 primeros ingredientes en una cacerola grande y cocinar a fuego lento hasta que las manzanas estén casi cocidas. Luego retirar y ponerlas en una charola para hornear. Para hacer el crumble o la parte crujiente, mezclar el resto de los ingredientes en un tazón pequeño usando el yogurt para unir la mezcla de lo crujiente (esta preparación no debe quedar demasiado húmeda). Esparcir esta mezcla desmenuzada encima de las manzanas y hornear hasta que el crumble o la parte crujiente esté dorada, (de 20 a 30 minutos).

## ENSALADA DORADA DE FRUTAS

(Para seis personas)
| | |
|---|---|
| 1 | papaya muy madura, pelada, sin semillas y cortada en rodajas |
| 6 | naranjas peladas y separadas en gajos. |
| 6 | mangos maduros, pelados, deshuesado y cortados en rodajas |
| 2 | duraznos pelados deshuesados y cortados en rodajas. |
| 1/2 | melón pelado sin semillas y cortado en trocitos |
| 2 | tazas de jugo de naranjas recién exprimido |

Mezcle todos los ingredientes, enfríe y sirva.
Esto se puede acompañar con nuestra Crema de Frutas y Nueces (página 126).

## PASTEL DE ZANAHORIAS

| | |
|---|---|
| 1 | taza de harina común |
| 1/4 | cucharadita de bicarbonato de soda |
| 1 | cucharadita de polvo para hornear |
| 1/2 | cucharadita de canela molida |
| 1/2 | cucharadita de nuez moscada molida |
| 1/2 | cucharadita de sal |
| 3/4 | tazas de azúcar morena |
| 2 | huevos de granja grandes |
| 1/2 | taza de aceite PRENSADO EN FRIO |
| 1 | taza de zanahorias ralladas |
| 400 gr. | de piña (ananá) rallada (escurrir bien y descartar el jugo) |
| 1/4 | taza de nueces picadas. |

Calentar el horno a 180 grados C (350 grados F).
Mezclar todos los ingredientes juntos excepto las zanahorias, piñas y nueces.
Luego incorporar las zanahorias, piñas y las nueces.
Aceitar y espolvorear con harina un molde para pastel.
Hornear de 35 a 40 minutos.

# Capítulo 10

## Hepatitis

Hepatitis es un término general usado para describir la inflamación del hígado. Esto significa que existen demasiadas sustancias químicas inflamatorias que están siendo producidas en este órgano y las cuales dañan los hepatocitos o células hepáticas. Su médico podrá hacer un diagnóstico de hepatitis, aún si el caso es leve, por medio de un análisis de sangre donde se miden los niveles de las enzimas en el hígado. Si el nivel de enzimas es elevado significa que usted tiene un grado de inflamación hepática (hepatitis) en proceso.

## ¿Cuál es la causa de la Hepatitis?

La hepatitis puede ser provocada por consumo excesivo de alcohol, químicos tóxicos, dieta incorrecta, hígado graso, algunas drogas, enfermedades del sistema inmunológico, algunas enfermedades del sistema biliar e infecciones virales. Los virus que atacan a las células hepáticas son conocidos como hepatitis A, B, C, D, E, F y G. Otros virus, ya sean variedades nuevas o viejas, también pueden atacar al hígado.

## Hepatitis A

La Hepatitis A, también conocida como hepatitis infecciosa. Se puede contraer fácilmente por medio de la comida o de líquidos, el uso de cubiertos, ropa de cama y exposición de la piel a heces contaminadas con el virus. La transmisión se puede evitar adoptando estrictos hábitos higiénicos personales, específicamente en la preparación de la comida. Para aquellas personas que suelen viajar al exterior, especialmente a países donde existe un alto riesgo de contraer hepatitis A, es recomendable aplicar la vacuna preventiva y mientras estén viajando se recomienda beber solamente agua hervida, envasada o agua carbonatada; evitar comer pescados crudos y mariscos, y usar jabones desinfectantes para lavarse las manos.

El virus de la hepatitis A ataca al hígado produciendo una enfermedad aguda con los siguientes síntomas, náuseas, pérdida de apetito, vómitos, fatiga e ictericia. Esta enfermedad generalmente dura varias semanas y la recuperación es rápida una vez que el virus ha desaparecido del cuerpo. A diferencia de la hepatitis B o C, el virus de la hepatitis A no produce ninguna enfermedad crónica, es decir que este virus no causa cirrosis. Hoy en día, existe una vacuna altamente efectiva para prevenir la hepatitis A.

## Hepatitis B

Esta es una enfermedad viral muy común y que está expandida en todo el mundo. Se estima que existen mundialmente más de 400 millones de portadores de este virus.

El virus de la hepatitis B puede ser transmitido, entre humanos, por la sangre o secreciones sexuales. Es una de las enfermedades sexualmente transmitidas más comunes en el mundo. El uso de condones con parejas desconocidas o eventuales lo protegerán del virus.

Es fundamental tener buenos hábitos de higiene para reducir la expansión de este virus ya que puede invadir el cuerpo de diferentes maneras - a través del contacto sexual, de llagas y heridas expuestas en la piel, contacto corporal en los deportes, compartir agujas infectadas, máquinas de afeitar y cepillos de dientes. Es esencial no compartir con los demás estos elementos personales, lavarse las manos regularmente con agua caliente y jabón, cubrirse las heridas en la piel.

El virus de la hepatitis B también puede ser transmitido por el uso de equipos de esterilización inapropiados tal como agujas utilizadas para tatuajes, colocación de aros o pendientes y en tratamientos de acupuntura.

El contacto social general en el lugar de trabajo no expandirá el virus de la hepatitis B, tampoco es común que se contagie a través de la comida, o de la transpiración, lágrimas, tos, estornudos o besos. Este virus es eliminado por desinfectantes (incluidos el cloro) y el agua hervida. Es posible que una persona sea infectada por un portador que ignora tal condición porque, generalmente, esta enfermedad no produce ningún síntoma.

## ¿Cuáles son los síntomas de la infección de Hepatitis B?

Después del contacto inicial con el virus, los síntomas comienzan a desarrollarse entre los 60 y 90 días aproximadamente. Estos síntomas pueden incluir una coloración amarillenta en la piel y en los ojos (ictericia), pérdida de apetito y náuseas, dolores abdominales, fatiga, fiebre y dolores en las articulaciones. Aunque estos síntomas pueden durar muchas semanas o meses, usualmente, se obtiene la recuperación total sin efectos a largo plazo.

En un pequeño porcentaje, el virus permanece en el cuerpo durante largo tiempo y es infeccioso para otros. En este caso, estas personas reciben el nombre de portadoras del virus. Con el tiempo, esta forma crónica de hepatitis B causa, silenciosamente, daños en el hígado conforme pasan los años y un significativo porcentaje de portadores crónicos desarrollarán cáncer o cirrosis en dicho órgano. Particularmente si estas personas tienen una mala dieta y un estilo de vida insalubre que compromete el equilibrio del sistema inmunológico. Los portadores que son positivos para el "antígeno e" de la hepatitis B son más propensos a desarrollar enfermedades del hígado.

## Prevención de la Hepatitis B

Desde 1983 existe una vacuna genéticamente modificada para combatir la hepatitis B. Esta vacuna es una excelente alternativa para aquellos que sufren un alto riesgo de contraer Hepatitis B como los trabajadores de la salud, pacientes de hemodiálisis, hombres homosexuales, drogadictos que usan jeringas, prostitutas, personas sexualmente promiscuas, hijos de inmigrantes provenientes de áreas con enfermedades endémicas, niños nacidos de madres infectadas y personas que conviven y están en contacto sexual con personas infectadas. Es recomendable vacunar a los niños contra este virus ya que este tipo de hepatitis está diseminada por todo el mundo.

## Hepatitis C – la epidemia escondida

Hepatitis C es una infección muy común y se estima que alrededor de 500 millones de personas, aproximadamente 1/12 de la población mundial, está infectada con este virus. La infección con el virus de la hepatitis C (VHC) es la enfermedad que crece más rápido en Estados Unidos y esta alta tendencia parece continuar.

Uno de cada sesenta norteamericanos que viven en EEUU está infectado de VHC mientras que en muchos lugares de Asia el porcentaje de infecciones es mucho más alto. Se estima que 5 millones de individuos en los EEUU tiene hepatitis C, pero muchas de estas personas no saben que son portadores del virus.

El VHC fue identificado por primera vez en 1988. Es 10 veces más infeccioso que el VIH, el virus que causa el SIDA. En los años 1980 y 1990 el SIDA fue el principal desafío para la salud pública en la comunidad de médicos pero desde el año 2000 la hepatitis C tiene este dudoso honor. Existen aproximadamente 4 veces más personas infectadas de VHC que aquellas infectadas con el virus que produce el SIDA.

El virus de la hepatitis C es un pequeñísimo virus ARN que contiene material genético rodeado de una envoltura de proteínas. Este virus invade las células humanas y se encarga de reproducir las estructuras de las células para hacer una réplica de sí mismo.

De esta manera, las células humanas se convierten en una fábrica que reproduce una copia exacta del virus de la hepatitis C; éstos se expanden gradualmente por todo el cuerpo, van a la sangre, al sistema linfático, al hígado y al fluido alrededor del cerebro y de la médula espinal.

Aún si el virus es eliminado de la sangre, éste generalmente tendrá la capacidad de esconderse en otras partes del cuerpo. Es un virus inteligente, capaz de hacer cambios en su propio material genético modificando su identidad continuamente, por esta razón, es extremadamente difícil para el cuerpo, y a veces imposible, crear un ataque sostenido contra el virus. Así es como este virus puede sobrevivir durante largo tiempo ya que no puede ser detectado por el "por el radar' del sistema inmune del cuerpo y puede, de este modo, ser considerado como un "virus invisible". Es por eso que ha sido imposible desarrollar una vacuna efectiva en contra del VHC.
Existen 6 tipos principales de VHC y alrededor de 60 subtipos han sido identificados.
El más agresivo es el tipo1, subtipo b (también conocido como tipo 1b) que a menudo no responde a las terapias con vacunas antivirales o su resultado es deficiente.

# ¿Necesita usted hacerse un análisis para la Hepatitis C?

Si usted ha recibido una transfusión de sangre o productos de la sangre antes que los exámenes de rutina en donantes fueran obligatorios (antes de febrero de 1990) o si usted ha compartido materiales como agujas, cucharas, antisépticos de algodón, torniquetes, etc. para inyectarse cualquier droga, es importante que su médico le prescriba un análisis de sangre para la detección del virus de la hepatitis C. Si usted ha realizado un tatuaje, una perforación para el uso de aros o una herida con agujas, debería considerar hacerse un análisis para la detección de la hepatitis C.

## Análisis de sangre por Hepatitis C
## Análisis de anticuerpos en Hepatitis C

Este análisis es para detectar la presencia de anticuerpos que el sistema inmunológico forma contra el virus de la hepatitis C. Si el análisis da positivo para los anticuerpos significa que usted esta infectado con el virus VHC y el cuerpo ha estado formando anticuerpos para combatirlo. Después de la infección inicial con el VHC, al cuerpo le puede tomar hasta 6 meses en comenzar a formar anticuerpos para combatirlo.

Si el resultado es positivo para los anticuerpos, NO significa que usted sigue infectado con VHC o que el virus esté escondido en el cuerpo. La precisión de este análisis no es 100% exacto, puede haber lecturas erróneas ya sea si da positivo o negativo.

## Análisis para detectar el virus de la Hepatitis C (VHC)

Si el análisis de anticuerpos da positivo, su médico hará un análisis de sangre adicional para ver si el virus VHC está presente en el cuerpo.

Uno de estos análisis se llama VHC b-ADN, una abreviación para el virus de hepatitis C cadena ramificada ADN. Este análisis no es muy sensible y solamente mostrará al virus si está presente en altos niveles (carga viral arriba de 350.000 por ml). Si usted tiene una cantidad menor de VHC en la sangre es posible que el resultado del análisis sea negativo.

Existe otro tipo de análisis para detectar el virus VHC en la sangre, que se llama Reacción en Cadena de la Polimerasa (PCR, por sus siglas en inglés). Este análisis es mucho más sensible ya que puede detectar cargas virales mucho más pequeñas, tan bajas como 1000 por ml. Esta particularidad del análisis PCR se debe a que puede amplificar el material genético del virus millones de veces, aumentándolo a niveles detectables.

Los análisis de sangre para revelar la presencia de VHC no son capaces de detectar virus escondidos en el sistema linfático o en el fluido alrededor del cerebro, por esa razón, si los análisis de sangre dan negativo, el VHC podría estar al acecho en otras partes del cuerpo.

# Análisis para evaluar el Funcionamiento del Hígado

La mayoría de los análisis rutinarios de sangre que su médico le puede mandar para ver el funcionamiento de su hígado, son solamente capaces de detectar daños en este órgano. Estos análisis no son suficientemente exhaustivos para reflejar con alta precisión el funcionamiento del hígado y, consecuentemente, no serán capaces de detectar una enfermedad hepática. Sin embargo, en algunos casos, estos análisis pueden dar lecturas normales de enfermedades hepáticas significantes.

*Un análisis rutinario de sangre para analizar el funcionamiento del hígado será procesado por un analizador automatizado de varios canales y analizará los niveles de:*

• **Bilirrubina Total** - Niveles normales de 3 – 18 mmol/L   (0.174 – 1.04mg/dL)

• **Enzimas Hepáticas**

   **AST** (aspartato aminotransferasa) previamente llamado SGOT. Pueden encontrarse cantidades elevadas de esta enzima en enfermedades del corazón y musculares y no es específica del hígado. Niveles normales de AST de 5 – 45 U/L.

   **ALT** (alanina aminotransferasa) previamente llamada SGPT. Es más específica para hígado dañado. Niveles normales de ALT de  5 – 45 U/L.

   **FA** (fosfatasa alcalina) sale elevada en muchos tipos de enfermedades hepáticas y en
   otras enfermedades no relacionadas con el hígado. Niveles normales de FA de 30 – 120 U/L.

   **GGT** (gamma glutamil transpeptidasa) sale elevada con frecuencia con el uso excesivo de alcohol u otras sustancias tóxicas para el hígado. Niveles normales  de GT son  5 – 35 U/L.

La razón por la cual el nivel de todas o algunas de estas enzimas aumenta en caso de una enfermedad del hígado es porque, normalmente, estas se encuentran contenidas dentro de las células hepáticas (hepatocitos). Estas enzimas solamente se fugan al torrente sanguíneo cuando las células del hígado están dañadas. Por lo tanto el medir las enzimas solo sirve para detectar daño en el hígado pero no mide la función del mismo de manera eficaz.

• **Proteínas de la sangre (producidas por el hígado).**
   **Proteína total:** Niveles normales de 60 – 80 g/L (6 – 8 g/dL).
   **Albúmina sérica:** Niveles normales de 30 – 50 g/L (3 – 5 g/dL). La albúmina sérica es una buena guía para detectar la severidad de una enfermedad hepática crónica. Un hígado sano produce esta proteína y la caída en los niveles, muestran un deterioro en el funcionamiento del hígado.
   **Gamma globulina:** los niveles de esta proteína pueden ser anormales en caso de una enfermedad hepática crónica.
   **Tiempo de la protrombina** evalúa la habilidad que tiene el hígado de producir factores de coagulación.

## Análisis para detectar el funcionamiento del hígado

Existen análisis para evaluar el funcionamiento del hígado en una forma más efectiva, especialmente para verificar la habilidad de desintoxicación. Estos análisis se llaman Perfil Funcional de la Desintoxicación del Hígado. Durante este análisis el hígado es desafiado con cafeína, silicatos y paracetamol en dosis orales.

Luego se recogen muestras de orina y de saliva a diferentes intervalos y son enviadas al laboratorio para medir los niveles eliminados de los medicamentos. Estos análisis demuestran la capacidad que tiene el hígado para desintoxicar, eliminar medicamentos y otras sustancias químicas. Los análisis se pueden hacer en casa del paciente debido a que son fáciles de hacer. Pueden ser caros y tal vez no están cubiertos por seguro medico. No es necesario hacer estos análisis nuevamente para verificar su progreso ya que los análisis convencionales son más importantes.

*Este análisis especializado en evaluar la habilidad desintoxicadora del hígado está disponible en:*

Great Smokies Diagnostic Laboratory
North Carolina, USA
Phone: 800-522-4762
www.gsdl.com

## Biopsia de Hígado

Éste es un procedimiento donde una aguja especial es insertada en el hígado a través de la pared abdominal con la finalidad de sacar una muestra de tejido hepático. El procedimiento de biopsia y la observación postoperatoria toma alrededor de 18 horas y no se requiere anestesia general. Esta biopsia no se considera una cirugía mayor, pero existe una pequeña posibilidad de que se presenten complicaciones postoperatorias, como una infección o una hemorragia interna. El índice de muertes por este tipo de complicaciones es 1 en 10.000 pacientes.

La biopsia del hígado es una forma muy precisa de determinar si los tejidos de este órgano están normales o tienen cirrosis. El tejido del hígado es examinado por un patólogo especializado y se hace con un microscopio de alta resolución.

## ¿Cómo se puede contraer el virus de la Hepatitis C?

El VHC se transmite casi siempre por medio del contacto de sangre sin infectar con sangre de una persona infectada.

Esto ocurre al compartir equipos para inyectarse drogas, heridas con agujas en el caso de trabajadores de la salud, y técnicas insalubres de perforación en el cuerpo para el uso de aros y tatuajes. La inhalación de cocaína está reconocida cada vez más como una forma potencial de transmisión al compartir las pajitas o popotes contaminados.

Es posible que el virus se transmita a un bebé por la madre infectada, aunque esto ocurra solamente en un 6% (aproximadamente) de los casos. La infección de un bebé alimentado con leche materna de una madre infectada, es inusual; sin embargo, tendría que tenerse mucho cuidado y evitar heridas en los pezones.

Maquinas para afeitarse y cepillos de diente pueden estar contaminados con sangre, por lo tanto es importante no compartir estas cosas. Siempre use guantes cuando esté limpie sangre, utilice toallas de papel y cloro de buena calidad.

Hoy en día el riesgo de contraer hepatitis C por una transfusión de sangre es extremadamente bajo debido a que los bancos de sangre examinan toda la sangre donada.

La transmisión sexual de este virus es poco probable, aunque es importante aplicar las técnicas sexuales seguras y evitar el contacto sangre a sangre. Este riesgo de transmisión sexual es calculado aproximadamente en un 4%.

## Efectos Iniciales de la Infección con el Virus de la Hepatitis C

Generalmente las personas que han contraído el virus (VHC) ignoran completamente que lo tienen porque no se produce ningún síntoma en las primeras fases de la infección. Durante los primeros 3 a 6 meses después de la infección, el virus se replica rápidamente a sí mismo y el sistema inmune trata de combatirlo produciendo anticuerpos.

Desafortunadamente el virus no se elimina en el 80 u 85 % de las personas infectadas y permanece en el cuerpo por largo tiempo. En otras palabras, la infección se vuelve crónica. No hay signos o síntomas de la enfermedad en un porcentaje significante de personas. Muchas de estas personas, no saben que sufren de una infección que puede se transmitir a otros a través del contacto con la sangre.

## Efectos a largo plazo del virus de la Hepatitis C

El efecto a largo plazo del daño causado en el hígado por el virus de la Hepatitis C varía de una persona a otra. Aquellos que tengan un sistema inmunológico fuerte, y un estilo de vida y dieta saludable tendrán mejores resultados.

Hemos encontrado los siguientes resultados en pacientes infectados con VHC:

• Un 20 % de las personas eliminarán el virus de su cuerpo completamente en el término de 3 a 6 meses (similar a como superamos el virus de la gripe).

• Un 60 % de las personas desarrollarán una infección crónica que tal vez no cause ningún problema, o cause daños al hígado en diferentes grados.

• De un 25 % a 40% sufrirá daños serios, como por ejemplo cirrosis, aunque esto tome
alrededor de 20 años en desarrollarse. En este grupo de un 10% a un 15% permanecerán estables y serán capaces de sobrevivir con su enfermedad, mientras que un 20% a un 30% continuarán desarrollando insuficiencia hepática y/o cáncer del hígado.

• Un 5% de los pacientes con cirrosis (por el VHC) tendrán cáncer de hígado.

• Un 1% de todos los pacientes con VHC desarrollarán cáncer de hígado.

No hay una prueba contundente de que los medicamentos anti-virales mejoren los resultados anteriormente dados y no es fácil predecir quién desarrollará cirrosis o cáncer de hígado. Es de vital importancia mejorar su propia perspectiva siguiendo una dieta y estilo de vida sana y utilizando terapias con hierbas y terapias nutritivas. Es tranquilizador saber que la mayoría de los pacientes con VHC mueren con su infección por otras causas y no a causa de esta enfermedad o por complicaciones de la misma.

# Guía de Sobrevivencia para el Día a Día

El hecho de enfrentarse ante la perspectiva de vivir el resto de su vida con el VHC puede resultar devastador a nivel psicológico. La razón principal es que resulta difícil lidiar con la incertidumbre cuando se siente impotente para cambiar las cosas por usted mismo. Esto no tiene por que ser así, ya que usted puede proteger su cuerpo de este virus en un grado significativo, incluso, si el virus permanece en su cuerpo.

En mi experiencia como médica, me gusta simplificar las cosas en estrategias vitales y en cualquier enfermedad crónica y/o infección:

• Mostrar resultados dentro de 4 o 6 meses.

• Hacerlo posible o alcanzable incluso para personas ocupadas.

• Mantenerlo simple y básico ya que la mayoría de las personas no son capaces o no están dispuestas a realizar grandes cambios en su dieta o en su estilo de vida.

• Hacerlo de manera que resulte económico sobre todo para las personas de bajo presupuesto.

• Mantener la honestidad con expectativas realistas.

## La medicina nutritiva es su mejor estrategia

### Proteja y renueve su hígado con medicina nutritiva

Gracias a Dios, el hígado tiene la capacidad de reparase y regenerarse a sí mismo y esto permite a muchos que sufren de hepatitis C darle la vuelta a sus vidas para bien. A causa de esta extraordinaria particularidad del hígado siempre hay esperanza.

Es importante entender que la quimioterapia de Interferon/Ribavirina está diseñada para erradicar el VHC. Esta quimioterapia NO ayuda directamente al hígado; en otras palabras, esto no mejorará el funcionamiento del hígado, ni promoverá la reparación del mismo. Pero, si usted ha usado o va a usar este tipo de quimioterapia, sería muy tonto el desconocer el poder de la medicina nutritiva.

La medicina nutritiva puede mejorar el funcionamiento del hígado y estimular la regeneración de nuevas células hepáticas sanas, así como la reparación de las células dañadas. Tenemos muchos testimonios de pacientes con hepatitis C que han logrado esto, usando nuestras sencillas y prácticas estrategias. Esta es una medicina basada en la evidencia, ya que existe un gran número de investigaciones que demuestran que el uso de hierbas específicas, vitaminas, minerales y alimentos, pueden mejorar el funcionamiento del hígado y del sistema inmunológico.

El programa nutritivo que se muestra en la página siguiente (172) es la más beneficiosa para TODOS los tipos de hepatitis, incluida la hepatitis C, B, hepatitis autoinmune e hígado graso.

Usted deberá, siempre, consultar a un profesional de la medicina naturista o a un médico antes de emprender cualquier tratamiento, y su respuesta al tratamiento deberá ser monitoreada por un profesional de la salud. Cualquier pregunta que usted tenga, siempre puede contactar nuestro servicio vía e-mail o teléfono.

## Estrategias vitales de supervivencia para enfermos de Hepatitis C

Un hombre de 38 años de edad y con Hepatitis C, llamó a la oficina de nuestro Servicio de Asesoramiento para la Salud en Phoenix, Arizona (EUA), en octubre del 2003, para quejarse, con uno de nuestros naturopatas, que nuestro método para la Hepatitis C era demasiado difícil. Él estaba genuinamente disgustado ya que quería mejorar su salud rápidamente debido a que tenía una carga viral muy alta y un genotipo virulento. Tenía el típico dilema de decidir si debía hacer o no la quimioterapia con sus horribles efectos colaterales, además le daban pocas posibilidades de éxito debido al genotipo virulento que presentaba. Consecuentemente, quiso tratar primero con la medicina nutritiva para ver si podía evitar la quimioterapia. Sin embargo, encontró que las estrategias dietéticas de la Dieta para la Limpieza del Hígado eran muy estrictas, rígidas y extrañas para su estilo de vida y su gusto. También pensaba que tendría que tomar 10 tabletas o suplementos diferentes para mejorar sus posibilidades de éxito, pero no podía costearlos. ¡No es de extrañar que él se sintiera impotente, enfadado y confundido!

Bien, ésta es mi respuesta a este hombre relativamente joven, quién, probablemente va a enfrentarse con la realidad de vivir toda su vida con el desagradable virus de la hepatitis C.

Usted NO tiene que hacer cambios radicales a su dieta o estilo de vida, solo se requieren algunos cambios y adiciones vitales.

Usted NO tiene que tomar grandes cantidades de diferentes productos o suplementos costosos.

Verá los resultados dentro de 4 ó 6 meses, dentro de los cuales usted sentirá una mejoría general y un alto nivel energía. Muchos de nuestros pacientes han logrado una reducción en el nivel de enzimas hepáticas y en la carga viral en 4 meses, lo que se traduce como una mejoría en el funcionamiento del hígado."

## Las estrategias vitales que usted necesita seguir son:

• Incluya ensaladas en su dieta, hechas con verduras frescas y crudas como cebollas verdes, tomates, cebollas coloradas cortadas en rodajas, pepino, brócoli, lechuga, endivias, radicheta, apio, rabanitos, aguacate, repollo rallado, zanahorias ralladas, betabeles rallados, rábano rusticano rallado, jengibre, etc. Usted puede usar un aderezo de aceite de oliva (prensado en frio) o aceite de semillas de lino (linaza) (prensado en frío), vinagre de manzanas y/o jugo de lima o de limón. Trate de consumir una ensalada grande al menos 5 días a la semana o, mejor aún, todos los días. Trate de comer alimentos ricos en sulfuro natural como cebollas, ajo, puerros, chalotas, huevos de granja y verduras crucíferas (brócoli, col de Bruselas, coliflor y repollo).

• Aumente el consumo de ácidos grasos esenciales estos se encuentran en alimentos como semillas de lino (linaza) frescas y molidas, aguacate, nueces y semillas crudas, legumbres, aceites vegetales y de semillas (prensado en frio), y pescados ricos en aceite como, salmón, sardinas y atún. Los ácidos grasos esenciales reparan las membranas que cubren las células hepáticas y reducen la inflamación.

• Haga usted mismo los jugos de verduras y frutas y hágalo con regularidad. Idealmente debería prepararlos todos los días, pero si usted los hace solamente tres veces por semana de todas maneras obtendrá resultados magníficos. Usted necesitará un extractor de jugo, esta es una inversión que vale la pena realizar.

**Jugo básico para mejorar el funcionamiento del hígado** puede hacerse en partes iguales de manzana, zanahorias, betabel, tomate, raíz de jengibre, repollo de diferentes colores (una semana elija repollo colorado/ púrpura, otra semana elija repollo verde/ blanco), cebolla roja o ajo (estos últimos en pequeñas cantidades).

Es mejor aún si utiliza diferentes combinaciones de jugos de verduras y frutas. Para recetas deliciosas y con poderosas propiedades de curación recomiendo mi libro Titulado, "Los Jugos Naturales pueden salvar su Vida" (Raw juices can save your life). Créame que esto es verdad, los jugos naturales han cambiado la vida de muchos de mis pacientes.

• Sopas de Verduras

Éstas son un saludable recurso, fáciles de digerir y de absorber. Usted puede elegir los vegetales que prefiera y pude utilizar miso o caldo de verduras para darle sabor. Puede agregar frijoles, garbanzos y lentejas si desea adquirir fitoestrógenos que tienen efecto anti-cáncer.

# Esta es una receta de sopa para limpiar y curar al hígado

| | |
|---|---|
| 8 | tazas de agua |
| 1-2 | cucharadas de aceite de oliva (prensado en frío) |
| 2 | papas cortadas |
| 2 | tomates cortados |
| 2 | zanahorias cortadas |
| 2 | remolachas cortadas |
| 2 | tallos de apio (incluidas las hojas) cortados |
| 1 | cebolla roja grande cortada |
| 2.50 cm de raíz de jengibre pelado y finamente picado | |
| 1 | diente de ajo picado (opcional) |
| 1 | manojo de col rizado o betabel |
| 2-3 | corazones de alcachofa (fresca o enlatada en salmuera) |
| 2 | tazas de hongos shiitake frescos o secos cortados en rodajas |
| 1 | hongo reishi (retirarlo cuando esté cocido) |
| 1/4 | taza de algas arame o wakame picadas |
| 1 | taza de frijoles o lentejas cocidas |

Agregar una pequeña cantidad de semillas de apio, cúrcuma, pimienta y miso (o tamari) para resaltar el sabor.

En una cacerola grande poner el aceite a temperatura moderada-alta. Agregar el apio, la raíz de jengibre, cúrcuma, tomates, papas, zanahorias, betabeles, cebollas, semillas de apio, ajo y algo de pimienta.

Revolver las verduras constantemente para que no se peguen al fondo.
Cuando las verduras comiencen a dorarse incorporar cuidadosamente el agua.
Llevar a hervor. Reducir el calor y cocinar a fuego lento.
Agregar las algas, hongos, los corazones de alcachofa, lentejas/frijoles y revolver.
Cocinar a fuego lento por 2 1/2 horas.
Incorporar la col rizada y las partes verdes de la remolacha 15 minutos antes de servir.
Retirar los hongos reishi. Mezclar el miso o tamari para dar sabor.
Servir solo o con pan crujiente y ensalada.

-Tome una fórmula de hierbas nutritivas para el hígado de buena calidad que este diseñada para:

*Ayudar al funcionamiento del hígado*
*Ayudar en el proceso de desintoxicación del hígado*
*Ayudar a reparar las células hepáticas dañadas*
*Reducir el daño en el hígado ocasionado por la hepatitis C*

# Livatone Plus – el tónico hepático para hombres y mujeres

Cuando elija un tónico hepático es importante evaluar lo que hay en la fórmula. En otras palabras ver que ingredientes tiene y cual es la cantidad de cada uno.

Además es muy importante saber que el tónico hepático que usted elija esté hecho en un laboratorio certificado por Good Manufaturing Practices –GMP- (Procedimientos de Fabricación Apropiados) además el laboratorio debe ser aprobado por la FDA (Administración de Drogas y Alimentos). También es importante saber que la fórmula haya sido analizada por un laboratorio independiente para validar los tipos y cantidades de ingredientes de los cuales está compuesta.

Si usted tiene una enfermedad hepática es vital que tome una fórmula que contenga las dosis adecuadas de los ingredientes activos. Las hierbas deberían estar estandarizadas y puras, de esta manera usted sabe que está adquiriendo la dosis correcta. El "Livatone Plus" contiene la dosis clínicamente probada de la hierba cardo mariano (Milk Thistle), que es la dosis que repara el daño hepático, tal y como se ha probado en cientos de estudios clínicos en Europa. El tónico o suplemento debe proveer de, almenos, 420mg de silymarina diarios. Si usted toma dos cápsulas de "Livatone Plus"dos veces al día, o un cucharita de "Livatone Plus" en polvo dos veces al día usted obtendrá la dosis necesaria de slymarina.

El cardo mariano (Milk Thistle) ha sido usado durante más de 2000 años para tratar enfermedades hepáticas y es una hierba segura, no toxica. El cardo mariano (Milk Thistle) no tiene efectos secundarios; alguna vez, sus hojas tiernas, fueron usadas como alimento en Europa. La silymarina del cardo mariano (Milk Thistle) protege las membranas de las células hepáticas gracias a sus poderosas propiedades antioxidantes y estimula la producción de nuevas células hepáticas sanas que reemplazan a las células dañadas. La silymarina también ayuda al filtro del hígado a remover toxinas peligrosas.

"Livatone Plus" también contiene TODO el grupo de vitaminas B, esenciales para un funcionamiento sano del hígado y para una desintoxicación efectiva. No necesitara tomar vitaminas del complejo B, adicionales, si usted toma "Livatone Plus".
"Livatone Plus"'también contienen aminoácidos sulfurados, necesarios para una eficiente desintoxicación del hígado.
"Livatone Plus" contiene una efectiva dosis de los antioxidantes mas importantes como las vitamina C, E y beta-caroteno natural. Se ha probado que la vitamina E reduce las cicatrices del hígado el proceso de cicatrización puede terminar en cirrosis.

"Livatone Plus "también contiene el antioxidante mineral llamado selenio, el cual es de vital importancia para pacientes con hepatitis C. Ha sido demostrado en numerosos estudios que el selenio reduce la inflamación celular y, aún más importante, es capaz de reducir la reproducción viral. El trabajo de la investigadora Margaret Rayman demostró que las infecciones virales fueron mucho más virulentas en portadores con deficiencia de selenio (ref. 11).

La base nutritiva de "Livatone Plus" contiene brócoli en polvo, extracto de te verde y L-glutatión.

Algunos pacientes con hepatitis C también tienen un hígado graso, un tónico hepático adecuado puede ayudar a revertir este estado.

"Livatone Plus" es fabricado en un laboratorio aprobado por la FDA (Food and Drug Administration – Administración de Alimentos y Drogas) además tiene la certificación de la GMP. "Livatone Plus" ha sido analizado por un laboratorio de pruebas independiente que demostró que el producto contiene todos los ingredientes listados.

Por eso, cuando elija un tónico para su hígado, escoja sabiamente y observe la cantidad de los ingredientes en las diferentes fórmulas disponibles – ¡tal vez se sorprenda!

## Dosis de Livatone Plus:

Para adquirir la dosis efectiva de los ingredientes, usted necesita tomar, ya sea, 2 capsulas dos veces al día o una cucharita de la versión en polvo dos veces al día. El polvo se pude revolver en jugos y no tiene mal sabor. Las cápsulas es mejor tomarlas con los alimentos, pero si no es así, puede tomar las cápsulas de Livatone Plus con el estómago vacío. Livatone Plus no interactúa adversamente con los medicamentos o la quimioterapia.

**Reducir o evitar el uso de:**

• Bebidas alcohólicas (no más de 5 vasos por semana)

• Café

• Sodas y sodas de dieta.

Algunas personas encontrarán que estas sustancias trastornan el bienestar general, mientras que en otras personas, un pequeño o moderado uso del café y/o bebidas alcohólicas no les produce efectos adversos. Se recomienda no beber más de 2 vasos de bebidas alcohólicas por día, pero lo mejor es no beberlo diariamente.

Fumar cigarrillos en gran cantidad debilita en grado extremo el sistema inmunológico comprometiendo su habilidad de combatir el virus.

# Cosas que usted NO tiene que hacer

**Usted no tiene que -**

Volverse vegetariano, puede disfrutar de las carnes rojas, del puerco o de las aves de corral. Es aconsejable comer solamente carnes y pollos de buena calidad, frescas y magras. Trate de no consumir excesivas cantidades de carnes preservadas como por ejemplo, salamis, salchichas, hamburguesas, pizzas con carnes, jamón, carnes secas y ahumadas ya que estos productos tienen un alto contenido de bacterias nocivas.

**Usted no tiene que -**

Seguir las 8 semanas de la Dieta para la Limpieza del Hígado a menos que usted lo desee; mucha gente encuentra que ésta no se adapta a su gusto y/o a su estilo de vida. Si embargo debería seguir los principios vitales para un hígado sano en el capítulo 5 de este libro. Usted encontrará más recetas saludables y deliciosas en mi libro titulado "El Libro para un Hígado e Intestinos Sanos" (The Healthy Liver and Bowel Book).

**Usted no tiene que -**

Volverse obsesivo usando o produciendo alimentos orgánicos o evitar todo tipo de comida rápida. Es importante disfrutar la vida, el estrés que le creará el tratar ser perfecto, debilitará su sistema inmunológico y probablemente se desanime dejando completamente sus nuevos y buenos hábitos alimenticios. Muchas personas con Hepatitis C tienen problemas económicos y no pueden permitirse el lujo de comprar alimentos orgánicos y en realidad esto no es necesario. Mientras pueda adquirir frutas y verduras frescas y las consuma regularmente, usted alcanzará los resultados deseados, en mejorar el funcionamiento de su hígado y de su sistema inmunológico.

**Usted no tiene que -**

Comprar un extractor de jugos costoso, basta con adquirir un extractor de jugos básico ya que éstos son muy eficientes.

**Usted no tiene que -**

Consumir grandes cantidades de tabletas y suplementos costosos. En realidad, tomar demasiados de estos productos solamente abrumará a su hígado. La fórmula de "Livatone Plus" contienen todo lo que el hígado necesita se puede decir que es una formula TODO en UNA. Ahora, si usted desea tomar más suplementos, puede hacerlo, pero no es esencial para obtener un buen resultado.

Si decide tomar cosas extras, le recomiendo un suplemento en polvo llamado "MSM Plus Vitamina C Powder" el cual brinda sulfuro y vitamina C extra. Algunas personas también prefieren consumir cantidades adicionales de vitamina E, lo cual es seguro pero "Livatone Plus" le proporciona 400IU de vitamina E diariamente.

**Nosotros lo invitamos a compartir sus experiencias** – tal vez usted quiera dar un testimonio de éxito. Si tiene alguna pregunta puede llamar a nuestros amables e informados consultores al 1-888-755-4837 o 623-334-3232 o envíe su mensaje a la página web http:// www.liverdoctor.com, www.liverdoctor.com

Estoy activamente involucrada en responder a los correos electrónicos.

# Otras estrategias útiles para la hepatitis viral

El "Selenomune Designer Yeast Powder" es un suplemento dietético natural que ayuda a dar soporte al sistema inmunológico en todos aquellos que tienen una infección viral en el hígado y/o inflamación del hígado. También es de utilidad para aquellas personas con enfermedades autoinmunes.

Ha sido categóricamente demostrado que pacientes con deficiencias de minerales traza, como el selenio y zinc, tendrán infecciones virales más severas y, como resultado, daños más serios en los tejidos. (ref. 11-15).

**Selenio** ha sido llamado "la píldora para el control de la natalidad viral" porque reduce la reproducción viral. Los polvos de levadura de selenio son una forma de selenio excelente y altamente biodisponible, esta combinado con cofactores cinegéticos como el zinc, boro, molibdeno, manganeso, antioxidantes y aminoácidos. Estos minerales son útiles para combatir infecciones virales del hígado, infecciones virales sistémicas crónicas, sistema inmunológico debilitado y enfermedades inflamatorias. Son capaces de fortalecer el sistema inmunológico, lo que ayudará a mantener a los virus en estado latente e inofensivo. La dosis consiste en una cucharita del producto en polvo al día revuelto en jugo de frutas o vegetales. Los pacientes que consumen levadura de selenio en polvo notarán una mejora en sus niveles de energía además el aspecto de la piel y el pelo mejorarán con en el transcurso de algunos meses.

**Vitamina C** se toma en una dosis de 1000 mg tres veces al día para reducir la reproducción viral y la inflamación. La vitamina C es la vitamina más importante para el hígado y reduce el daño causado por virus y químicos tóxicos. Buenas fuentes, de vitamina C, son los cítricos, kiwis, fresas y pimientos morrones rojos y verdes.

**Extracto de Hojas de Oliva,** se puede tomar en dosis de 500 mg a 1000 mg tres veces al día, justo antes de la comida. Utilice cápsulas que contengan al menos un 10% del extracto del ingrediente activo conocido como "oleuropeina".

Investigación exhaustiva ha demostrado que el Extracto de Hojas de Oliva puede reducir la réplica de muchos virus y realmente es un efectivo antibiótico natural y no es tóxico. (ref. 17-20).

**Acido Alpha-lipoico** en una dosis de 300 mg a 600 mg diarios es un antioxidante muy poderoso que ayuda en el funcionamiento del hígado, pero es costoso.

**Raíz de Regaliz u Orozuz** (Glycyrrhiza Glabra) contiene un ingrediente activo llamado glicirricina y es ampliamente usado en Japón como una terapia antivirus en pacientes con VHC. También se usa en forma intravenal como un producto llamado "Stronger Neo-Minophagen" (SNMC). Un estudio en el Medical Journal Cáncer, Abril 15, 1997, encontró que este producto puede reducir cáncer al hígado en pacientes con VHC. Usted puede comprar regaliz (orozuz) en polvo en almacenes naturistas y puede preparar un té caliente con una pizca de este polvo revolviéndolo en agua caliente y endulzado con miel o stevia. Es importante no excederse en el uso de este polvo (3 cucharaditas de regaliz en polvo en un período de 2 a 3 semanas es generalmente seguro). Si se excede la dosis de regaliz (orozuz) puede resultar en retención de líquido, hipertensión o pérdida de potasio.

**Hongos Reishi**

Este hongo ha sido usado durante cientos de años por herbolarios asiáticos con la finalidad de mejorar las funciones del hígado. Sus efectos benéficos se deben a los amargos triterpenoides que contienen. Tradicionalmente estos hongos se han usado para impulsar al sistema inmune y como limpiador del hígado y de la sangre. Estudios realizados sobre este hongo han encontrado que el Reishi es inocuo y no es tóxico. Este hongo es duro y fibroso y puede ser usado solamente para preparar té o como parte de una sopa (ver nuestras recetas de sopas para la limpieza del hígado en la página 173).

**Hierro**

Asegúrese que usted no está consumiendo demasiado hierro y que el total contenido de hierro en su cuerpo esté dentro de los límites normales. Esto se puede confirmar con un simple análisis de sangre conocido como "estudio de hierro en la sangre". Hombres y mujeres que están en la postmenopausia, pueden tener exceso de hierro, que aunque sea leve, puede aumentar la posibilidad de dañar al hígado. Los virus de hepatitis proliferan en un ambiente de alto en hierro y un excedente del mismo puede causar una disfunción del sistema inmune. Si sus análisis de sangre muestran que usted tiene demasiado hierro en su cuerpo, le sugiero que evite consumir hígado y cereales enriquecidos con hierro, vitaminas que lo contengan y no cocinar en cacerolas de hierro.

# Tratamientos con medicamentos antivirales para la Hepatitis C

Cuando un paciente es diagnosticado con hepatitis C, la decisión mas difícil que debe hacer es si seguir o no la terapia con medicamentos antivirales. Ésta es siempre una decisión complicada y personal que solamente se puede hacer después de haber recibido una amplia información acerca de todas las opciones, con la asistencia de su médico de cabecera y el especialista (hepatólogo).

La decisión es complicada por el hecho de que el resultado de esta enfermedad puede ser muy variable entre los individuos y, aunque la hepatitis C es una enfermedad lenta y progresiva, muchos portadores (sin tratamiento) de VHC nunca desarrollan complicaciones de cirrosis, insuficiencia hepática o cáncer de hígado. Si usted es un portador sano de VHC la decisión puede ser más difícil aún porque para muchos de estos pacientes los efectos secundarios, de la medicina interferón, son peores que los síntomas de infección misma.

No hay medicamentos disponibles que garanticen la erradicación del VHC, pero ciertas combinaciones de fármacos antivirales pueden reducir la réplica viral y de esta manera retrasan o reducen la inflamación del hígado.

## Interferon

Todos producimos interferón en nuestro cuerpo de forma natural. Ésta es una proteína diseñada para ayudar al cuerpo a combatir infecciones. El interferón puede ser producido sintéticamente y la primera vez que estuvo disponible como un fármaco antiviral, aprobado para el tratamiento de VHC, fue en 1991. Este medicamento se suministra con inyecciones 3 veces por semana durante el término de 12 meses, pero el programa puede variar. Existen diferentes tipos de medicamentos de Interferón y todos actúan para fortalecer el sistema inmune, combatir el VHC y reducir la réplica del mismo.

## ¿Cuál es el índice de recuperación cuando se usa Interferon?

Interferón suprimirá la infección de VHC, solamente en una cuarta parte de los pacientes que toman este medicamento durante el término de 12 meses.

Un 60% de los que responden al tratamiento sufrirán una recaída de la infección y de la inflamación hepática.

Después de un tratamiento satisfactorio con Interferón, existe casi un 100% de posibilidades de recurrencia de la infección de VHC y será necesario repetir el tratamiento.
Los índices de éxito mejoran significativamente si el paciente es diagnosticado a tiempo y recibe un tratamiento antiviral agresivo de 12 a 24 meses.

## El paciente tiene más posibilidades de tener una buena respuesta al Interferon si:
No tiene cirrosis.
Si tiene una carga viral baja en su sangre (PCR test) - menos de 2 millones/ml.
Si tiene VHC Genotipo 3 u otro genotipo que no sea el 1.

## ¿Cuáles son los efectos secundarios o desventajas del Interferon?

**Síntomas comunes**
Pérdida de apetito, náuseas y vómitos.
Extrema fatiga y somnolencia.
Pérdida leve del cabello.
Cambios de humor – depresión, ansiedad, irritabilidad.
Pérdida de peso.
Síntomas de gripe (fiebre, dolor de cabeza, dolores musculares y en las articulaciones).

**Síntomas menos frecuentes:**
Insomnio.
Diarrea.
Pérdida en la pigmentación de la piel.
Hormigueo, pinchazos y entumecimiento.
Palpitaciones.
Problemas en la tiroides.
Reducción de las células blancas de la sangre y de plaquetas.

## Rebetrón

Es una combinación de la droga llamada Rebetol (cápsulas deRibavirin) con la droga Interferón (Intron-A). Intron-A es un tipo de Interferón alpha que debe ser inyectado, fortalece el sistema inmune y combate el VHC.

Intron-A se inyecta generalmente tres veces por semana y se toma con cápsulas de Rebetol, dos veces por día. Esta combinación se consume normalmente durante 6 meses.
Hemos descubierto que las terapias combinadas trabajan mejor que los medicamentos por sí solos. La combinación terapéutica de Rebetrón ofrece nuevas esperanzas para los portadores de VHC que han tenido una recaída después del tratamiento con otros fármacos antivirales. Los pacientes tratados con la combinación de Rebetrón tuvieron 10 veces más posibilidades de eliminar el virus, comparados con otros pacientes tratados solamente con Intron-A.

# Efectos secundarios del Rebetrón:

- Síntomas de gripe como dolores musculares, dolores de cabeza, fiebre, resfrío, enfriamiento, fatiga.
- Desórdenes en el estado de ánimo incluido depresión severa.
- Perdida de células rojas causando anemia.

## En síntesis

Sabemos que la hepatitis C es una enfermedad progresa lentamente, de tal manera que la perspectiva a largo plazo para estos pacientes tienen más preguntas que respuestas.

No hay prueba categórica de que la terapia anti-viral pueda detener las complicaciones de la hepatitis C y hay muchos pacientes que no responden a estos medicamentos. Los expertos son todavía incapaces de predecir quién desarrollará las complicaciones de cirrosis, deterioro hepático y cáncer de hígado.

Creo que se tienen mejores oportunidades de éxito a largo plazo evitando complicaciones, si se sigue un programa de medicina nutritiva, como he tratado en esta sección. Su sistema inmunológico es lo mejor que usted tiene para combatir esta insidiosa enfermedad, por eso, cuídelo y éste lo cuidará a usted. Un sistema inmune fuerte le da la mejor oportunidad de prevenir que el VHC dañe a su hígado y a otros órganos vitales, aún si el virus continúa viviendo en un estado latente en su cuerpo. En cambio la "erradicación" temporal del VHC con medicamentos, no da garantías de protección de una enfermedad hepática si su sistema inmune está débil. El VHC está siempre esperando una oportunidad de reaparecer cuando las defensas del sistema inmune están bajas.

Se han conseguido excelentes resultados empleando programas nutritivos en muchos pacientes con infecciones virales crónicas en el hígado. También puede reducir el daño causado por una infección viral sistemática de largo plazo, incluyendo el virus del sida.

La estrategia más importante es empezar estos programas tan pronto como sea posible y seguirlos durante mucho tiempo. Es posible restaurar el funcionamiento normal del hígado, reducir la carga viral y lograr el bienestar en muchos enfermos de hepatitis viral crónica siempre y cuando sigan una dieta saludable y no consuman drogas.

# Cirrosis

Cirrosis es un término usado para describir las diferentes etapas de la enfermedad del hígado en donde una inflamación crónica de las células hepáticas ha causado un aumento gradual de tejido fibrilar (cicatriz) en el hígado. Esta cicatriz está formada por un tejido fibroso y denso que reemplaza a las células hepáticas dañadas. Este tejido no es funcional y no puede realizar el trabajo de las células hepáticas.

Un tipo especial de células hepáticas conocidas como células estelares (células de Ito) producen el tejido fibroso (cicatriz) para protegerse de la inflamación que está ocurriendo en el hígado. Esta inflamación es producida por los radicales libres generados por diferentes virus, toxinas, grasas nocivas, alcohol y algunas drogas o anticuerpos que atacan a las células hepáticas. Un hígado sano no tiene muchas células de ito y éstas no producen una cantidad anormal de tejido fibroso. En cambio, cuando el hígado está crónicamente inflamado, las células de Ito se activan, se multiplican y producen tejido fibroso (cicatriz) en exceso.

Un hígado cirrótico está endurecido por el tejido fibroso lo que reducen el abastecimiento de sangre. En este caso no hay suficiente tejido hepático sano para realizar el trabajo metabólico y el proceso de desintoxicación, que el hígado debe hacer para mantener el cuerpo sano.

La cirrosis hepática es la cuarta causa más común de muertes en personas que tienen entre 30 y 50 años. La hepatitis crónica (causada por el virus de la hepatitis B y el virus C) esta alcanzando al alcohol como la principal causa de cirrosis.

Dada la enorme cantidad de personas que sufren de cirrosis hepática en el mundo es impráctico depender exclusivamente de los trasplantes, que son caros y su disponibilidad es limitada, como la principal cura.

## Causas de la cirrosis incluye:

Consumo excesivo de alcohol, infección crónica de Hepatitis B y C, hepatitis autoinmune, cirrosis biliar primaria. Desórdenes metabólicos como la enfermedad de Wilson y Hemocromatosis, reacciones adversas a algunas medicamentos como el metotrexato.

## Signos de cirrosis avanzada:

Angioma en araña – forma de araña en los capilares de la piel.
Excesivas contusiones.
Vómito de sangre y hemorragia del esófago.
Ictericia (coloración amarilla en la piel y los ojos).
Tamaño alterado del hígado.
Agrandamiento del vaso.
Acropaquia (ampliación de las falanges terminales de los dedos).
Ascitis (aumento de líquido en el abdomen.)
Inflamación de las extremidades (edema) con fluidos.
Un temblor ondulante en las manos.
Confusión mental y desorientación.

# Etapas de la Cirrosis

Existen varios sistemas que clasifican la severidad de la cirrosis y las siguiente es la forma en que se clasifican los resultados de una biopsia hepática.

*Estado de Fibrosis (nivel de cicatrización en el hígado).*

**Estado Uno:** cicatrización mínima en un área pequeña del hígado.

**Estado Dos:** más cicatrización en un área más grande - el desarrollo progresivo de la Etapa Uno a Etapa Dos toma generalmente 12 años.

**Etapa Tres:** más cicatrización que en la etapa dos con mayor expansión.

**Etapa Cuatro:** se considera generalmente como cicatrización severa y es irreversible con muchas ramificaciones de tejido fibroso que separan los nódulos del hígado.

La cirrosis puede ser clasificada también en nivel uno a cuatro dependiendo del grado de inflamación del hígado.

## Estrategias para ayudar a personas con cirrosis:

• **Aumente el consumo de antioxidantes**, que neutralizan los radicales libres.

Los antioxidantes más importantes son: vitamina E natural de 400 a 1000 IU diarios, vitamina C 1000mg tres veces por día y selenio 100 a 200 mcg por día. La vitamina E es capaz de reducir la habilidad que tienen las células de Ito de producir colágeno y en consecuencia esta vitamina reduce la producción de tejido fibroso. La vitamina E también puede suavizar los tejidos fibrosos existentes y por lo tanto mejorar el flujo de sangre, de vital importancia para regenerar las células del hígado; además, ayuda en el mantenimiento de niveles altos de glutatión que es el antioxidante hepático más poderoso para prevenir la cirrosis.

Un estudio clínico en pacientes de hepatitis C que no respondían a la terapia con interferón, demostró que casi el 50% mejoraron significativamente con el consumo de 800 IU diarios de vitamina E.

Es aconsejable usar solamente vitamina E natural conocida como d-alfa tocoferol.

Beta-caroteno natural es otro antioxidante capaz de mejorar el funcionamiento del hígado y se puede consumir como parte de un tónico hepático. Es vital obtener beta-caroteno, y carotenoides relacionados, del consumo de una amplia variedad de verduras y frutas crudas de coloraciones naranjas y amarillas. El beta caroteno es transformado dentro del cuerpo en Vitamina A cuando éste lo necesita sin provocar toxicidad. El betacarotena, otros carotenoides y la vitamina A ejercen un efecto anti-cáncer en aquellas personas con cirrosis. Esto reducirá el riesgo de que un hígado cirrótico desarrolle cáncer. Aquellos que tengan el hígado enfermo necesitan tener cuidado de no consumir excesiva cantidad de vitamina A, se aconseja no tomar más de 10.000 IU diariamente.

Los jugos naturales proveen una excelente fuente de antioxidantes y vitaminas. Tome dos vasos de jugos de verduras diariamente.

El cuarenta por ciento de su dieta tendría que consistir en frutas y verduras crudas. El aderezo para ensaladas puedes ser hecho con vinagres orgánicos y con aceites vegetales de primera presión.

Se aconseja consumir crucíferos, ajos y cebollas para ayudar al hígado en su habilidad de desintoxicarse y para ayudar a fortificarlo.

Muchas personas con cirrosis tienen problemas de esquimosis o excesiva hemorragia debido a que el hígado no produce suficientes factores de coagulación. Se puede mejorar este estado con el consumo diario de jugos frescos hechos con la mezcla de verduras de hojas verdes como espinacas, hojas de remolachas, perejil, menta, berro, col rizada e hierba de trigo; éstas tienen un alto contenido en vitamina K que ayudan a reducir la deficiencia de factores de coagulación y reducir las equimosis y hemorragias.

**Tome un tónico hepático** que contenga los nutrientes esenciales para asistir al hígado en sus habilidades de cambiar y expeler toxinas, esto reduce el daño que estas toxinas pueden causar en las células hepáticas.

**Sea cuidadoso con las proteínas.** Obtenga la mayoría de las proteínas combinando granos, nueces crudas, semillas crudas, brotes y legumbres. Un hígado con cirrosis no puede soportar grandes cantidades de proteínas concentradas y por esta razón es necesario minimizar el consumo de carnes rojas, cerdo y pollo. Si usted come muchas proteínas animales, el nivel de amoníaco aumentará en su corriente sanguínea causando fatiga mental y confusión. Los principios de la Dieta para la Limpieza del Hígado encontrados en el capítulo 5 son una guía propicia para seguir. Si el funcionamiento de su hígado es muy lento y/o es insuficiente, usted tiene que evitar las recetas que tengan carnes rojas y blancas. Es mejor evitar todos los productos animales incluidos huevos, pescados, mariscos, carnes rojas y blancas y limitar sus fuentes de proteínas a legumbres (alubias, lentejas, porotos) granos, cereales, semillas, brotes y nueces.

Las legumbres son también una fuente beneficiosa del aminoácido arginina que ayuda al hígado a desintoxicar amoníaco.

Si usted no consume ningún producto animal, necesitará tomar extra Taurina 1.000 mg. dos veces por día y vitamina B 12 100mcg. diariamente. Es aconsejable que permanezca bajo la supervisión de su especialista y un buen dietista.

**Evite el estreñimiento** consumiendo abundantes frutas y verduras. Muela las semillas frescas (semillas de lino, calabaza, girasol, etc.) y las almendras en un molinillo de café o procesadora y mezcle con salvado de avena para incrementar fibra intestinal. Esta fibra acelerará el pasaje y eliminación de toxinas de sus intestinos reduciendo la habilidad que tienen estas toxinas de circular retornando al hígado.

Si el funcionamiento intestinal es lento a causa del estreñimiento y del exceso de bacterias nocivas, el resultado puede ser una excesiva fermentación intestinal. Este fenómeno aumentará la absorción de amoníaco tóxico y otros componentes de nitrógeno desde el intestino en retorno al hígado. Ahora, un hígado sano puede convertir nitrógeno en urea la cual es eliminada en la orina. En pacientes que están en la cuarta etapa de cirrosis y padecen de un funcionamiento hepático muy ineficiente, sus hígados no son capaces de manejar estos altos niveles de amoníaco y pueden ocurrir síntomas de toxicidad en el cerebro.

En una situación así, el funcionamiento intestinal debería mejorar incrementando fibra de alimentos crudos y tomando suplementos de bacteria lactobacillus o yogurt con acidofilis (ambas bacterias sanas). Enemas e irrigación de colon también pueden ayudar si existe un estreñimiento severo y una autointoxicación de los intestinos.

• **Tome lecitina** en forma de gránulos (deben ser frescos y refrigerados) junto con su cereal en dosis de 2 a 3 cucharadas diarias. La lecitina aumenta los niveles de choline en el hígado y éste, a su vez, aumenta una enzima hepática llamada "colagenasa" la cual es muy efectiva para cambiar el colágeno (tejido fibroso) y reducir la cirrosis.

Algunos pacientes con cirrosis han descubierto que el antioxidante "ácido-alfalipoico" en dosis de 300mg a 600mg es muy útil.

El "S-Adenosil – L – Metionina" y el "N-Acetilcisteina (NAC)" pueden a ayudar a mantener los
niveles del antioxidante del hígado llamado "glutatión". El progreso de estas terapias se puede seguir en Internet en boletines médicos actualizados.

Es importante minimizar el uso de medicamentos tóxicos para el hígado especialmente toxinas como alcohol, remedios analgésicos (especialmente paracetamol, también conocido como acetaminofen) y narcóticos; fármacos para bajar el colesterol estatina, medicamentos antinflamatorias y antibióticos. Evite usar químicos para su casa y su lugar de trabajo como por ejemplo insecticidas, pesticidas, cloro, pinturas, pegamentos y solventes.

# Referencias

1. Taurine- Orthoplex Research Bulletin, *"Taurine the Detoxifying Amino Acid"*, Nutrients in Profile, by Henry Osiecki, Bioconcepts Publishing, Brisbane, Australia.

2. Dandelion- Australian Journal of Medical Herbalism, Vol 3 (4), 1991.

**Milk Thistle (Cardo Mariano)**

3(a). Lang I. et al., Australian Journal Medical Herbalism, Vol 4 (1), 1992. *"Effect of the natural bioflavonoid anti-oxidant silymarin on superoxide dismutase activity"*.

3(b). Muzes G. et al., Biotechnol Ther: 263-70, 1993.; *"Effect of the bioflavonoid silymarin"*

3(c). Valenzuela A, et al. *Selectivity of silymarin on the increase of glutathione content in different tissues of the rat.* Plant Med 1989; 55(5): 420-2.

3(d). Carini R.et al., Biochem Pharformol 43:111-5, 1992, *"Lipid preoxidation, protection by silybin"*.

3(e). S.Talalaj–Research paper, Silybum marianum, Sydney, NHAA, 1985.

3(f) Muriel P, *Prevention by silymarin og membrane alterations in acute CCL4 liver damage* .J Appl Toxicology 1990; 10(4):275-9.

3(g) Vogel G, et al. *Protection by silibinin against Amatita phalloides intoxication in beagles.* Toxicology Appl Pharmacol 1984; 73(3):355-62.

3(h). Saller R et al. *The use of silymarin in the treatment of liver desases.* Drugs 2001;61(14):2035-63.

3(i). Magliulo E, et al. *Results of a double blind study on the effect of silymarin in the treatmentof acute viral hepatitis, at two medical centres.* Med Klin 1978; 73 (28-9):1060-5.

3(j). Flora K. et al. *Milk thistle (silybum marianum) for the therapy of liver desease.* Amer J. Gastroenterol 1998; 93(2):139-43.

3(k). Morazzoni P, et al. *Silybum Marianum Fitoterapia* 1995; 66(1).

3(l). Pares A, et al. *Effects of silymarin in alcoholic patients with cirrosis of the liver:* results of a controlled double blind, randomised and muticentre trail. J. Hepatol 1998; 28(4):615-21.

3(m). Wellington K, Jarvis B. *Silymarin: A review of its clinical properties in the management of hepatic disorders.* BioDrugs 2001; 15(7):465-89.

3(n). Sonnenbichler J, et al. *Stimulatory effects of silibinin and silicristin from the milk thistle.* J Pharmacol Exp Ther 1999; 290(3):1375-83.

3(o). Skottova N, et al. *Silymarin as a potencial hypocholesterolaemic drug.* Physiol Res 1998; 47(1):1-7.

3(p). Krecman V, et al. *Silymarin inhibits the development of diet-induced hypercholesterolaemia in rats.* Planta Med 1998;64(2):138-42.

3(q). Buzzelli G, et al. *A pilot study on the liver prospective effect of silybinphosphatidylgholine complex in chronic active hepatitis.* Int J Clin Pharmacol Ther Toxicol 1993;31(9):456-60.

3(r). Velussi M, et al. *Long-term treatment with an antioxidant drug is effective on hyperinsulinemia, exogenous insulin need and melondialdehyde levels in cirrhotic diabetic patients.* J. Hepatology1997;26(4):871-9. Hepatolgy 2000;32(5):897-900.

3(s). Trinchet JC, et al. *Treatment of alcoholic hepatitis with silymarin.* A double-blind comparative study in 116 patients. Gastroenterol Clin Boil 1989;13(2):120-4.

3(t). Ferenci P, et al. *Randomised controlled trial of silymarin treatment in patients with cirrhosis of the liver.* J. Hepatology 1989;9(1):105-13.

3(u). Vengerovski A. et al. *Liver protective action of silybinene in experimental CCL4 poisoning.* Farmakologiya Toksikologiya 50:67-69 1987

3(v). Wagner H. *Anhepatoxic flavonoids.* Progress in Clinical and Biology Research. 213:319-331, 1986

3(w). Floersheim GL et al. *Effects of silymarin on liver enzymes and blood clotting factors in dogs given a boiled preparation of Amanita phalloides.* Toxicology and Applied Pharmacology. 46: 455-462, 1978.

4. Vogel and Temme., *Phalloidine* – Arzneim Forsch 1969, 19:613-615

5. Rocchietta.S. Artichok, Minerva Med 50,612, 1959

**Selenium (selenio)**

11. Margaret Rayman et al, *"Dietary Selenium: Time to act"*, The British Medical Journal, Vol. 314, 387-388, February 1997

12. Larsen EH, Rayman MP,et al, *"Speciation& Bioavailability of selenium in yeast-based intervention agents used in cancer chemo-prevention studies"* , Journal of Association of Official Analytical Chemists Int.

13. Margaret P Rayman, Review: *"The Importance of selenium to human health".* Lancet 2000; 356:233-241

14. *Effects of selenium supplementation for cancer prevention in patients with carcinoma of the skin,* Journal American Medical Association, Des 1996, Vol. 276, no 24

15. Clark LC. Et al, *Effects of selenium supplementation for cancer prevention in patients with carcinoma of the skin.* A randomised controlled trial. JAMA. 1996;276:1957-63

16. Meydani SN. et al, *Vitamin E supplementation and in vivo immune response in healthy elderly subjects.* JAMA. 1997;277:1380-6

**Olive Leaf Extract (extracto de hojas de oliva)**

17. Markin D. et al, *In vitro antimicrobial activity of olive leaves.* Mycoses 2003 April; 46(3-4): 132-6 (ISSN: 0933-7407)

18. Lee-Huang S. et al, *Anti-HIV activity of olive leaf extract (OLE) and modulation of host cell gene expression by HIV-1 infection and OLE treatment.* Biochem Biophys Res Commun 2003 August 8; 307(4):1029-37 (ISSN: 0006-291X)

19. Briante R. et al, *Olea europaea leaf extract and derivatives: antioxi- dant properties.* J Agric Food Chem (USA), Aug 14 2002, 50(17) p4934-40

20. Kaij-a-Kamb, M. et al, Search for new anti-viral agents of plant origin. Pharma-Acta-Helv, 67(5-6): 130-147, 1992 Deseases of the Liver and Biliary System. Dr Sheila Sherlock, Blackwell Press

Nutritional Influences on Illness,A sourcebook of clinical research.Melvyn R. Werbach. M.D.

**Milk Thistle**

Osiecki H. *Taurine the detoxifying amino acid. Nutrients in profile.* Bioconcepts Publishing.

Bland J.S. et al, *Nutritional up-regulation of hepatic detoxification enzymes.* The journal of Applied Nutrition, 1992, 44; No. 3&4

Professor Robin Fraser et al. *Lipoproteins and the Liver Sieve.* Hepatology 21:863-874. 1995.  http://www.chmeds.ac.nz/-, http://www.chmeds.ac.nz/- grogers/liver98.html

*Cells of the hepatic sinusoid,* Vol. 5.,Kupffer Cell Foundation, P.O.Box 2215, 2301 CE Leiden. The Netherlands.

Ito T. *Recent Advances in the study on the fine structure of the hepatic sinusoidal wall.* A review. Gumna Rep Med Sci 1973; 6:119-163

Wisse E,et al, *The liver sieve: considerations concerning the structure and Function of endothelial fenestrae.* Hepatology 1985;5:683-692

Lieber CS, et al, *Role of dietary, adipose and endogenously synthesised Fatty acids in the pathogenesis of the alcoholic fatty liver.* J Clin Invest 1966:45:51-62

# Más libros de la Dra. Cabot

## ¿No Puede Perder Peso? Usted podría tener el Síndrome X (Can't Lose Weight? You could have Syndrome X)

- ¿Es imposible para usted perder peso?
- ¿Tiene usted la tendencia de acumular peso alrededor del abdomen?
- ¿Tiene usted alta presión sanguínea?
- ¿Sufre usted de problemas de colesterol?
- ¿Tiene usted un alto nivel de triglicéridos?
- ¿Tiene usted altos niveles de insulina?
- ¿Tiene usted problemas con el nivel de azúcar en la sangre?
- ¿Tiene usted una historia de diabetes en la familia?

Si usted contesta SI a 3 ó más preguntas de los problemas anteriormente enumerados, usted tiene un desequilibrio químico de Síndrome X.
El plan de comidas bajo en carbohidratos de la Dra. Cabot combate el Síndrome X Este revolucionario libro le muestra como vencer TODAS las razones que le impiden bajar de peso. Mi estrategia ataca científicamente los problemas que causan anormalidad en su metabolismo.

## Los jugos naturales pueden salvar su vida (Raw juices can Save Your Life)

Los zumos naturales de frutas y verduras contienen:

- Concentrada cantidad de antioxidantes y fotoquímicos que curan.
- Vitaminas y enzimas vivas.
- Substancias que combaten el cáncer.
- Substancias que reducen la inflamación y el dolor.

**Los Jugos (zumos) naturales pueden ayudarle con:**

| | |
|---|---|
| Fatiga Crónica | Problemas digestivos |
| Intestino irritado | Enfermedad de Inflamación Intestinal |
| Hígado graso | Dolores de Cabeza y Migrañas |
| Artritis | Enfermedades Cardiovasculares |
| Hipertensión arterial | Exceso de peso |
| Asma | Alergias y disfunción inmunológica |
| Problemas en la piel y el cabello | Infecciones recurrentes |
| ¡Y mucho más! | |

Esta es una "Guía de la A hasta la Z para hacer jugos", la cual contiene jugos diseñados cuidadosamente y es un "Libro para Salvar su Vida".

Para encargar estos libros, contáctese al teléfono 623-334-3232 o visite www.weightcontroldoctor.com

# Conversión de medidas para recetas y para cocinar

| ONZAS | GRAMOS |
|-------|--------|
| 1 | 28 |
| 2 | 57 |
| 3 | 85 |
| 4 | 113 |
| 5 | 142 |
| 6 | 170 |
| 7 | 198 |
| 8 | 227 |
| 9 | 255 |
| 10 | 283 |

Para mayores cantidades seleccione la conversión apropiada que está arriba y multiplique, sume, o use ambas formas:

Por ejemplo:

           10 onzas (283 gramos)
        +   5 onzas (142 gramos)
        =  15 onzas (425 gramos)

| LIBRAS | KILOGRAMOS |
|--------|-----------|
| 1 | 0.45 |
| 2 | 0.91 |
| 3 | 1.36 |
| 4 | 1.81 |
| 5 | 2.27 |
| 6 | 2.72 |
| 7 | 3.17 |
| 8 | 3.63 |
| 9 | 4.10 |
| 10 | 4.54 |

| FAHRENHEIT | CENTÍGRADOS |
|-----------|-------------|
| 200 grados F | 93 grados C |
| 250 grados F | 121 grados C |
| 300 grados F | 149 grados C |
| 350 grados F | 177 grados C |
| 400 grados F | 204 grados C |

*Por otras conversiones de temperatura use la siguiente fórmula:*
**F a C:** restar 32 y dividir por 1.8
**C a F:** multiplicar por 1.8 y sumar 32

## MEDIDAS DE COCINA

| MEDIDA | ONZAS | MILILITROS |
|--------|-------|-----------|
| 1 cucharadita = | 0.17 onzas= | 5 mililitros |
| 1 cucharada = | 0.5 onzas = | 14 mililitros |
| 1 taza = | 8 onzas = | 227 mililitros |
| 1 pinta = | 16 onzas = | 454 mililitros |
| 1 cuarto = | 32 onzas = | 908 mililitros |
| 1 galón = | 128 onzas = | 3632 mililitros |

# Detalles de contactos internacionales

## U.S.A.

### S.C.B. Internacional

Dra. Sandra Cabot
P.O.Box 5070 Glendale AZ 85312- 5070

Teléfono: 1- 888- 75LIVER o 623-334-3232
Páginas web: http://www.liverdoctor.com  http://www.weightcontroldoctor.com

### G.K. Products Inc.
Ajit Channe
10088 NW 3rd Place, Coral Springs. Fl. 33071
http://www.gkproducts.com,  email: mailto:aj@gkproducts.com, aj@gkproducts.com
Teléfono: 1-888-752-4286 o 954-752-4286 Fax: 954-752-4061

## AUSTRALIA

**Servivio Asesor de la Salud**
P.O.Box 689, Camden, NSW, 2570
Teléfono: 61-246-558855   Fax: 61-246558699
Página de internet: http://www.liverdoctor.com

## NUEVA ZELANDA

Thompsons Nutrition
Proveedor de Livatone y Selenomune
25 Constellation Dve. Mairangi Bay, Auckland 10, N.Z.
Teléfono: 64-94785921,  Fax: 64-94154701

## REINO UNIDO

Deep Books, Unit 13, Cannon Wharf Business Centre
35 Evelyn St. London SE85 RT

Teléfono: 44-1712322747 o llamada sin cargo 0845-6010245, o 44-1718379911
Para **Productos Livatone** llamar a The Nutri-centre al 44-171-2074365122
o visite http://www.nutricentre.com

## Compras / Lista de comestibles que protegen al hígado.

Siempre que pueda, trate de comprar productos cultivados orgánicamente, frescos y libres de conservadores químicos. No siempre es posible hacer lo mejor para nuestra salud, pero en la tienda naturista más cercana podrá encontrar la mejor fuente de información en este tema..

## Los alimentos beneficiosos para el hígado

• Frutas crudas y secas

•Verduras crudas. Verduras que son altamente limpiadoras del hígado porque tienen alto contenido de sulfuro como los crucíferos (broccoli, repollito de brusela, repollo, coliflor) ajos y cebollas. Frutas y verduras con pigmentación brillante y profunda como naranja, amarillo, rojo, verde (son limpiadores) Ej: zanahorias, calabazas, cítricos, repollo colorado, morrones rojos y verdes setas, patatas, aguacates, aceitunas, algas, boñato (batata).

• Nueces crudas como nueces de Brasil, almendras, castañas, nuez de la India.

• Semillas crudas como semillas de lino, de girasol, de sésamo, y de calabaza.

• Legumbres como lentejas, porotos, guisantes puros o brotes.

• Brotes: de alfalfa, de garbanzo verde, de hierba de trigo, hierba de cebada que son beneficiosas fuentes de clorofila la cual limpia al hígado.

• Granos como trigo, trigo sarraceno, centeno, cebada, avena, quinoa, arroz.

• Panes: integral, multigrano, pita, pan sin levadura.

• Galletas: galletas crocantes, galletas secas hechas de harina integral y sin grasas o aceites hidrogenados. Evitar galletas dulces.

• Pastas hechas con harina integral.

• Pollo: preferentemente pollo de granja. Recuerde sacar la piel.

• Huevos: preferentemente huevos de granja.

• Productos de mar como atún, sardinas, salmón, caballa (pescados con grasas), filetes de pescado fresco. El pescado envasado es sano. Evite comer productos de mar crudos, ahumados o fritos.

• Pastas untables para galletas o pan: hummus, tahini, pasta de nueces, castañas o almendras; miel, mermeladas caseras, palta fresca, pasta de tomate, pasta de aceitunas, aioli, baba ganoush.

• Aceites vírgenes de semillas y vegetales (prensado en frío) como aceite de oliva, aceite de semillas de lino, de girasol, de uvas, etc.

• Bebidas sin alcohol: agua filtrada y purificada, jugos de frutas y verduras naturales (sin agregado de azúcar), té regular, verde o de hierbas, leche de soja (sin azúcar, de almendras, de avena, de arroz).

• Hierbas y condimentos – pimiento jalapeño, grano de pimienta, pimienta de cayena, rábano rusticano, semilla de apio, semillas de anís, jengibre, cilantro, semillas de cilantro, curry, hojas de laurel, tomillo, semillas de mostaza, semillas de alcaravea (comino persa), cúrcuma, albahaca, perifolio, perejil, páprika, nuez moscada, hierba de limón, hojas de perifolio, hojas de enebro y semillas, tomillo de limón, orégano, salvia, ajo, clavo de olor, cebollinos, cardamomo, semillas de sésamo y de amapola, semillas de comino, anís estrella, galangal, canela, azafrán, romero, fenogreco (alholva), semillas de hinojo, mejorana y otras siempre que sean naturales.

## Utensilios de cocina que usted necesitará en la dieta para la limpieza del hígado

Máquina extractora de jugo.

Exprimidor de cítricos.

Molinillo de café o procesadora (para moler semillas y nueces).

Licuadora para hacer sopas y licuados.

Purificador de agua o filtro para agua.

## Compre sabiamente, con conocimiento de su hígado. ¡Proteja a su hígado y viva más!